KRISENMODUS

Band 1: Die Grundlagen

Bibliografische Information der Deutschen Nationalbibliothek
Die Deutsche Nationalbibliothek verzeichnet diese Publikation in der Deutschen Nationalbiografie.
Detaillierte bibliografische Daten sind im Internet unter http://dnb.d-nb.de abrufbar.

Bei Fragen und Anregungen:
getfit@fmilfit.de

MILFIT® ist eine Marke der
Hofschneider Handels GmbH
Carl-Benz-Str. 3
68723 Schwetzingen

Autor: Erwin S.
Lektorat: Aaron Boeddrich

Weitere Informationen finden Sie unter www.milfit.de

ISBN: 9783948713713

Inhaltsverzeichnis

Vorwort **6**

1. Werkzeuge **8**

1.1 Schneidewerkzeuge 11

1.2 Werkzeuge zum Feuermachen 16

1.3 Unterschlupf & Schlafplätze 22

1.4 Wassergewinnung & -aufbereitung 28

1.5 Naviagtionshilfen 33

2. Wasser **39**

2.1 Wasserquellen 40

2.2 Wassergewinnung 47

2.3 Wasserreinigung 51

2.4 Wasser sicher aufbewahren 57

2.5 Verunreinigungen erkennen 62

3. Unterkünfte **66**

3.1 Wahl eines geeigneten Ortes 68

3.2 Natürliche Unterstände 73

3.3 Material für Unterstände 78

3.4 Konstruktionstechniken 82

4. Feuer **87**

4.1 Feuer vorbereiten 89

4.2 Anzündtechniken & Werkzeuge 94

4.3 Aufbau einer Feuerstruktur 99

4.4 Feuer am Brennen halten & löschen 104

4.5 Sicherheitsvorkehrungen 107

5. Nahrung 112

5.1 Wissen zu essbaren Pflanzen 113

5.2 Tierfallen 117

5.3 Jagdwerkzeuge 121

5.4 Grundlagen des Angelns 125

5.5 Lebensmittel sichern & lagern 129

6. Navigation 134

6.1 Navigationsinstrumente 135

6.2 Navigieren ohne Technik 139

6.3 Navigation für Profis 143

6.4 Hilfe signalisieren 147

6.5 Kommunikationsmittel im Notfall 155

7. Erste Hilfe 160

7.1 Erste-Hilfe-Ausrüstung 162

7.2 Verletzungen behandeln 168

7.3 Gesundheit aufrechterhalten 173

7.4 Mental gesund bleiben 177

7.5 Fortgeschrittene Erste Hilfe 181

8. Der Ernstfall 185

8.1 Risikobewertung & Planung 186

8.2 Weiterbildung 190

8.3 Kommunikation in Krisen 194

8.4 Langfristige Planung 198

Nachwort 202

Lust auf mehr Survival?! 204

Vorwort

»Hoffnung ist kein guter Plan …«

Unsere Welt ist modern. Vermutlich die beste, die je existierte. Sicherheit scheint eine Selbstverständlichkeit zu sein. Doch das stetige Brummen des Alltags verdeckt oft die Unbeständigkeit der Welt. Jeden Tag erinnern uns die Schlagzeilen an unglaubliche Krisen: Erdbeben, schwere Unfälle in Atomkraftwerken oder Bürgerkriege. Was wir in den Nachrichten sehen, scheint of weit weg. Doch es muss uns immer daran erinnern, dass unsere eigene Sicherheit jederzeit in die Brüche gehen kann.

Und doch bist du hier, vermutlich noch unberührt von den Katastrophen, die deinen Newsfeed füllen. Aber was wäre, wenn sich das morgen ändert? Was wäre, wenn du dich inmitten einer Krise befindest, die das bisherige System nachhaltig zerstört? Dann geht es um nur eine einzige Schlüsselkompetenz: Überleben im Notfall!

Deshalb Glückwunsch dafür, dass du dich für dieses Buch entschieden hast. Es ist dein erster Schritt auf dem Weg zu einem einfallsreichen, auf beinahe alles vorbereiteten Menschen. Egal, ob du ein Outdoor-Liebhaber bist, der seine Survival-Fähigkeiten verfeinern will, oder jemand, der noch nie darüber nachgedacht hat, was er tun würde, wenn er von den Annehmlichkeiten des modernen Lebens abgeschnitten wäre – die folgenden Seiten sollen dir das nötige Rüstzeug und Wissen vermitteln. Das Ziel ist nicht, Angst zu schüren, sondern Zuversicht zu vermitteln – Zuversicht in deine Fähigkeit, dich und deine Lieben in jeder Situation zu schützen.

Du beginnst damit, die wichtigste Ausrüstung zu verstehen, um im Krisenmodus klarzukommen. Danach erfährst du, wie du dir die wichtigste Ressource – Wasser – sichern kannst und wie du Unterschlüpfe baust, Feuer machst und Nahrung in der Wildnis findest. Doch in der Krise geht es nicht nur um das pure Überleben. Du musst in der Lage sein, dich zurechtzufinden, Hilfe zu signalisieren, Erste Hilfe zu leisten und deine körperliche und geistige Gesundheit zu erhalten.

Die letzten Abschnitte dieses Buches führen dich durch die Vorbereitung auf Krisen und die Entwicklung eines umfassenden Notfallplans, der nicht nur die unmittelbaren Tage nach einer Katastrophe, sondern auch langfristige Strategien für die Erholung und Widerstandsfähigkeit abdeckt.

In einer Welt, die sich ständig verändert, liegt dein Überleben in deinen Händen. Wenn du Seite um Seite umblätterst, denke immer an ein Ziel: vorbereitet sein. Lass dich von der Ungewissheit der Welt dazu inspirieren, eine Gewissheit in deine eigenen Fähigkeiten zu etablieren. Betrachte die folgenden Kapitel nicht als theoretische Übungen, sondern als praktische Schritte, um dich selbst voranzubringen. Die Welt ist unberechenbar, aber deine Fähigkeiten, sie zu beherrschen, müssen es nicht sein. Beginne diese Reise noch heute. Dein zukünftiges Ich wird dir eines Tages für die Initiative danken, die du jetzt ergriffen hast.

1. Werkzeuge

Der Krisenfall ist eingetreten. Die Welt brennt und du schlägst dich durch die Wildnis deiner Heimat. In der Ferne steigt Rauch auf und das unruhige Rauschen des Windes in den Bäumen ist dein einziger Begleiter. Das ist keine Übung mehr – es ist die harte Realität, die du meistern musst. Surviaval ist kein Hobby mehr, sondern ein Muss.

In solchen Momenten kann die Grenze zwischen denen, die durchkommen, und denen, die nicht durchkommen, hauchdünn sein. Und oft wird diese Grenze durch die Ausrüstung gezogen, die sie tragen. Das richtige Werkzeug kann eine zermürbende Wanderung in eine Reise mit dem Versprechen auf Sicherheit verwandeln. Stell dir einen robusten, aber leichten Rucksack vor, der alles enthält, was du brauchst: eine stabile Unterkunft, zuverlässige Feueranzünder, energiereiche Lebensmittel und Navigationsgeräte, die nie versagen. Jeder einzelne dieser Gegenstände ist nicht nur nützlich, sondern ein Lebensretter.

Bist du auf den Krisenfall vorbereitet? Wirklich vorbereitet? Auf den folgenden Seiten erfährst du, welches Must-Have Surviaval-Equipment du brauchst, um zu überleben, wenn es wirklich hart auf hart kommt.

Bevor es losgeht, noch ein paar kleine Anmerkungen. Du wirst schnell merken, dass jedem Tool eine Seite gewidmet ist und jede einzelne davon gleich aufgebaut ist. Während du im unteren Teil der Seite Näheres dazu liest, worauf du bei der Wahl deiner Ausrüstung und ihrer Benutzung achten solltest, findest du oben eine grobe Übersicht. Sie besteht aus vier Kategorien:

Line: Beim Tragen von Ausrüstung spricht man von drei Lines: First (1st), second (2nd) und third (3rd).
1st Line: Alles, was du direkt am Körper trägst, wie Kleidung oder ein Klappmesser in der Hosentasche oder am Gürtel.
2nd Line: Jene Ausrüstung, die du in einer kleinen Tasche aufbewahrst und beispielsweise auf einen Tagestrip mitnehmen würdest.
3rd Line: Dein Rucksack. Hier trägst du alles, was zwar nötig ist, du aber nicht ständig brauchst.

Aber Vorsicht: Die Lines haben nichts mit der Wichtigkeit des Tools zu tun. Deinen Schlafsack trägst du im Rucksack, in der 3rd Line, aber er ist unfassbar wichtig, wenn du nicht planst, zu erfrieren.

Funktion: Hier siehst du kurz und bündig die Hauptfunktion des Werkzeugs. Alternative Funktionen erfährst du im unteren Teil der Seite.

Vielseitigkeit: Wie vielseitig einsetzbar ein Teil deiner Ausrüstung ist, wird hier mit Sternen bewertet.

✪: Nicht besonders vielseitig
✪✪: Einige praktische Alternativfunktionen
✪✪✪: Besonders vielseitig einsetzbar

Auch das lässt nicht unbedingt darauf schließen, wie wichtig ein Tool ist, gibt dir aber einen schnellen Eindruck über die Menge der Einsatzmöglichkeiten. Dabei sind dir in einer Krisensituation natürlich keine kreativen Grenzen gesetzt.

Gewicht: Selbsterklärend, aber wichtig. Wie viel ein Werkzeug in etwa wiegt, ist wichtig beim Planen deiner Ausrüstung. Dein Rucksack darf schließlich nur so schwer sein, dass du ihn auch tragen kannst.

Und jetzt lies dich ein in die wichtigsten Teile deiner Survival-Ausrüstung. Mach dir Notizen und – kleiner Tipp von Survivalist zu Survivalist – erstelle dir eine Wunschliste, auf Papier oder in einem Onlineshop deiner Wahl. Einmal begonnen, möchtest du dich ideal ausrüsten, und dein zukünftiges Ich wird es dir danken, wenn es mithilfe eines Kompasses navigiert und schnell und effizient ein Feuer entfacht, neben dem es warm schläft.

1.1 Schneidewerkzeuge

Schneidewerkzeuge sind die stillen Helden der Survival-Ausrüstung. Ob du ein verheddertes Seil durchschneidest, einen Unterschlupf baust oder Wild zubereitest – diese Werkzeuge sind in vielen Überlebenssituationen von zentraler Bedeutung. Dieses Unterkapitel befasst sich mit der wichtigen Rolle, die Schneidewerkzeuge beim Überleben in der Natur spielen.

Du wirst verschiedene Arten von Schneidewerkzeugen kennenlernen, die für unterschiedliche Aufgaben in der Wildnis geeignet sind. Vom kompakten Klappmesser bis zum robusten Beil: Wenn du die einzigartigen Vorteile jedes Werkzeugs kennst, kannst du deine Effizienz und Sicherheit im Freien erheblich verbessern. Du lernst nicht nur, das richtige Werkzeug für die jeweilige Aufgabe auszuwählen, sondern auch, wie du es pflegst, um seine Langlebigkeit und Zuverlässigkeit zu gewährleisten, wenn du es am meisten brauchst.

Klappmesser

Line	Funktion	Vielseitigkeit	Gewicht
1st Line	Schneiden	✪✪✪	50–200 g

Der Ernstfall tritt ein. Du musst dich retten, deine Survival-Mission beginnt. DAS 1st-Line-Werkzeug steht fest: dein Klappmesser. Denn du wirst es brauchen. In deiner Tasche mag es recht unauffällig sein, aber es hilft dir bei der Nahrungszubereitung, beim Schnitzen und kann im Ernstfall dein Leben retten.

Was es zu beachten gilt

Klingenform:

- Zum Sägen: Gezackte Klinge
- Zum Schneide: Gerade Klinge

Größe:

- Groß ist vielseitiger, aber auch sperriger
- Klein ist leichter zu transportieren, dafür ggf. für größere Aufgaben ungeeignet

Schnelles Aufklappen:
Kann in dringenden Situationen überlebenswichtig sein. Aber Vorsicht: Messer, deren Klingen sich mit einer feststellen lassen, sind in Deutschland verboten.

Verwendungsmöglichkeiten

Nahrungszubereitung:

- Schneiden von Gejagtem/Gefangenem
- Zerhacken von Früchten
- Aufschneiden von Verpackungen

Notfälle:

- Zerschneiden eines Verbandes
- Durchtrennen eines Drahtes
- Zerschlagen einer Pflanze

Bauen:

- Pfähle schnitzen, um Plane zu befestigen
- Stock zum Fischfang anspitzen

Selbstschutz:

- Abwehr von Gefahr durch wilde Tier oder andere Menschen

Multi-Tool

Line	Funktion	Vielseitigkeit	Gewicht
1st Line	Einsatzvielfalt	✪✪✪	150–300 g

Stell dir vor, du hättest ein Werkzeug, das sich im Handumdrehen an deine Bedürfnisse anpassen lässt – in der einen Sekunde ein scharfes Messer und der nächsten eine Zange oder ein Schraubenzieher. Dafür wurde das Multi-Tool entwickelt. Es ersetzt keine vollwertigen Werkzeuge, sondern sorgt dafür, dass du immer und überall Zugriff auf die Werkzeuge hast, die du brauchst.

Was es zu beachten gilt

Werkzeugwahl:
Nicht jedes Multi-Tool verfügt über dieselben Werkzeuge. Überlege dir, welche du am ehesten brauchst, und triff deine Kaufentscheidung danach.

Größe:
- Je größer, desto mehr Werkzeuge, aber auch desto unhandlicher
- Je kleiner, desto leichter zu transportieren und auf das Wesentliche beschränkt

Wichtig für eine leichte Handhabung:
- Einfaches Öffnen
- Sicherheitsverriegelungen
- Ergonomische Griffe

Langlebigkeit:
Achte auf eine hohe Qualität der Materialien. Gerade rostfreier Stahl ist hier eine gängige Wahl.

Verwendungsmöglichkeiten

Nahrungszubereitung:
- Obst schälen
- Konserven oder Verpackungen öffnen

Reparaturen:
- Schrauben nachziehen
- Reifen flicken
- Klebeband durchtrennen

Notfälle:
- Gasventil mit Zange abdrehen
- Drahtschere, um Zaun zu durchtrennen

Erste Hilfe:
- Mit Pinzette Fremdkörper entfernen
- Kleidung oder Erste-Hilfe-Utensilien mit Schere durchschneiden

Bauen:
- Holz mit Feile in Form bringen
- Stöcke zersägen

Axt

Line	Funktion	Vielseitigkeit	Gewicht
2nd Line	Hacken	✪✪	450–1.400 g

Die Axt, robust und unnachgiebig, ist auf Schlagkraft ausgelegt und bietet gerade für den Survival-Einsteiger ideale Hilfe. Neben ihren praktischen Zwecken – der Holzbeschaffung und -verarbeitung – bietet sie einen Vorteil: Ihre rohe Ursprünglichkeit lässt ein Gefühl der Verbundenheit mit der Natur zu, wie es kaum ein anderes Werkzeug kann.

Was es zu beachten gilt

Art:
- Beile eignen sich für Rucksacktouren
- Spaltäxte zum Bearbeiten von Stämmen
- Campingäxte bieten eine Mittellösung

Gewicht:
- Schwer: Effektiveres Holzspalten
- Leicht: Angenehmer zu tragen – besonders auf längeren Strecken

Stiellänge:
- Lang: Ideal zum Bäumefällen geeignet
- Kurz: Sinnvoll für feinere und Schnitzarbeiten

Verwendungsmöglichkeiten

Holzverarbeitung:
- Feuerholz sammeln
- Beseitigen umgestürzter Baumstämme

Feuer machen:
- Holz hacken
- Zündholz herstellen
- Mit Feuerstein Funken schlagen

Werkzeugherstellung:
- Angelspieße
- Kochutensilien

Jagd und Selbstverteidigung:
- Erlegen von Tieren
- Waffe gegen Tiere oder Menschen

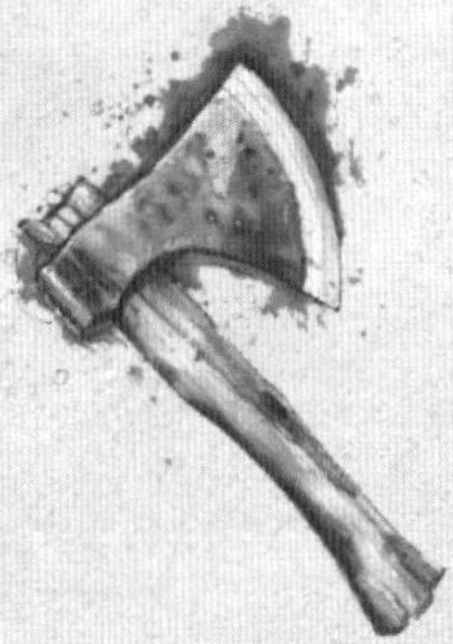

Drahtsäge

Line	Funktion	Vielseitigkeit	Gewicht
2nd Line	Sägen	✪✪	50–120 g

Lediglich aus einem mit Schneidezähnen versehenen Stück Schleifdraht bestehend, passt die Drahtsäge in jede Hosentasche und in jeden Rucksack, ohne an Funktionalität einzubüßen: Sie schneidet Holz, viele Metalle oder Knochen ohne Probleme.

Was es zu beachten gilt

Materialqualität:
Hochwertiger Stahldraht hält länger und schneidet effizienter.

Drahtlänge:
- Lang: Größere Flexibilität, dickeres Holz schneidbar
- Kurz: Einfacher zu verstauen und tragen

Griffkomfort:
- Sollte gut in der Hand liegen
- Darf auch bei längerer Nutzung nicht schmerzen

Richtige Nutzung:
- Fest spannen, aber nicht überspannen
- Gleichmäßig hin- und herbewegen, um möglichst effizient zu arbeiten
- Probiere aus, welcher Winkel für welches Material am besten funktioniert – achte dabei auf die Größe der Schnittfläche und deine Effizienz.

Verwendungsmöglichkeiten

Holzverarbeitung:
- Zuschneiden von Ästen für Unterschlupf
- Brennholzverarbeitung

Notfallwerkzeug:
- Durchtrennt Holz, weiche Metalle oder Kunststoffe
- Befreien aus misslichen Lagen
- Provisorische Reparaturen

Jagd und Nahrungszubereitung:
- Bearbeiten von Wild auf dem Feld
- Durchtrennen von Knochen und zähem Gewebe

1.2 Werkzeuge zum Feuermachen

Feuer zu machen ist überlebenswichtig. Es dient nicht nur Wärme und Licht, sondern auch deiner Sicherheit und deinem Lebensunterhalt in der Wildnis. Bei der Beherrschung dieser Werkzeuge geht es nicht nur darum, eine Flamme zu entfachen, sondern auch um die Fähigkeit zu kochen, Signale zu geben und sich vor Raubtieren und der Kälte der Nacht zu schützen.

Dieses Unterkapitel befasst sich mit den verschiedenen Werkzeugen, die es zum Feuermachen gibt, von primitiven Techniken wie Feuerstein und Stahl bis hin zu moderneren Lösungen wie winddichten Feuerzeugen. Jedes Werkzeug hat seine eigenen Vorteile und Herausforderungen und eignet sich besonders gut für bestimmte Situationen. Du lernst, wie du das richtige Werkzeug für deine Umgebung auswählst, damit du auch bei nassen und windigen oder trockenen und windstillen Bedingungen zuverlässig Feuer machen kannst.

Wasserfeste Streichhölzer

Line	Line	Line	Line
1st Line	Feuer machen	✪✪	10–20 g/ Schachtel

Wasserfeste Streichhölzer sind mit einer speziellen Substanz beschichtet, die sich auch bei Wassereinwirkung zuverlässig entzündet. So helfen sie dir immer weiter, auch wenn du dich in einer feuchten Umgebung befindest oder sie aus einem anderen Grund einmal feucht werden, du aber ein Lagerfeuer brauchst, um dich zu wärmen oder etwas zu grillen.

Was es zu beachten gilt

Qualität der Imprägnierung:
Einige wasserfeste Streichhölzer überstehen einen Fall in einen Bach, andere vertragen lediglich Spritzer oder hohe Luftfeuchtigkeit.

Verpackung:
- Behälter sollten wasserdicht sein
- Schützen davor zu brechen
- Idealerweise jedes Streichholz einzeln wasserdicht verpacken

Sparsamkeit:
Bereite alles gut vor, um wenige Streichhölzer auf einmal verwenden zu müssen.

Verwendungsmöglichkeiten

Feuer entzünden:
- Gejagtes oder Gesammeltes grillen
- Wärmen
- Signal für Rettungskräfte, um dich zu finden

Sterilisieren:
- Medizinische Instrumente
- Kochausrüstung

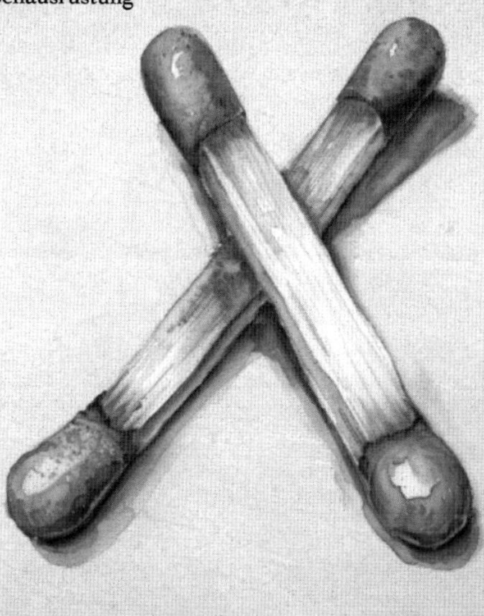

Feuerstahl

Line	Funktion	Vielseitigkeit	Gewicht
1st Line	Funken schlagen	✪	30–60 g

Feuerstahl – ein uraltes Werkzeug, immer noch aktuell. Er ist kompakt und unnachgiebig und besteht aus einem Mischmetall, einer Legierung aus Eisen und Cerium, das Funken sprüht, wenn es gegen eine raue Oberfläche geschabt wird. Feuerstahl ist absolut zuverlässig und funktioniert auch unter den widrigsten (Wetter-)Bedingungen.

Was es zu beachten gilt

Größe des Stabs:
Jeder größer und Dicker der Stab, desto länger hält er, ist aber auch schwerer und sperriger.

Qualität:
Je robuster dein Feuerstahl ist, desto länger hält er und schneller schlägt er Funken.

Vorbereitung:
Lege leicht brennbares Material wie Zunder bereit, auf den du mit den Funken zielen kannst, um es anzuzünden.

Positionierung:
- Stab schräg an Zunder halten
- Feuerschläger mit kräftigen, kontrollierten Bewegungen am Stab entlang schaben

Verwendungsmöglichkeiten

Feuer entzünden:
- Gejagtes oder Gesammeltes grillen
- Wärmen
- Signal für Rettungskräfte, um dich zu finden

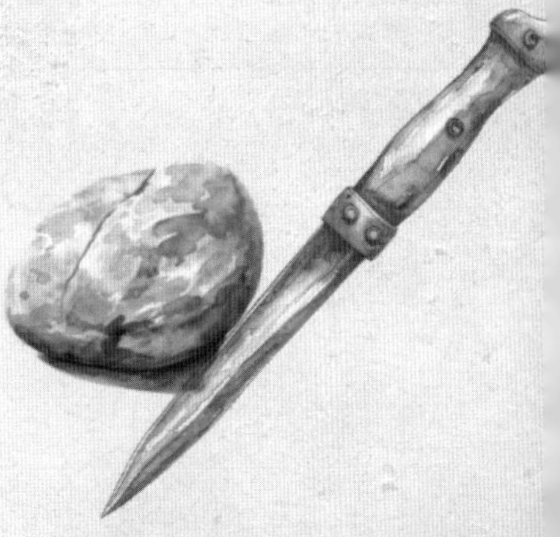

Feuerzeug

Line	Funktion	Vielseitigkeit	Gewicht
1st Line	Flamme entzünden	✪✪	30–60 g

Das gute, alte Feuerzeug verfügt über eine erhebliche Macht: die Macht, mit einem Schnipsen deines Daumens Feuer zu zaubern. Der Aufwand ist minimal, jedoch ist das Feuer im Vergleich zum Feuerstahl eine wahre Diva und funktioniert nur unter idealen Bedingungen.

Was es zu beachten gilt

Widerstand gegen äußere Einflüsse:
- Sturmfeuerzeug bei Wind
- Feuerzeug mit Dichtungen und Hülle als Schutz vor Wasser
- Robust, um Stöße und Kratzer auszuhalten

Richtig nutzen:
- Leicht entzündliches Material vorbereiten, um das Feuerzeug möglichst sparsam verwenden zu können
- Zündbereich sauber halten und regelmäßig Füllstand prüfen

Verwendungsmöglichkeiten

Feuer entzünden:
- Gejagtes oder Gesammeltes grillen
- Wärmen
- Signal für Rettungskräfte, um dich zu finden

Sterilisieren:
- Medizinische Instrumente
- Kochausrüstung

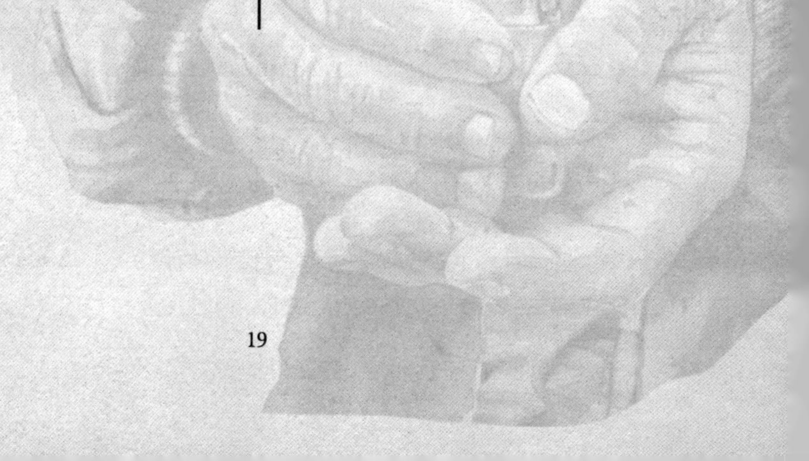

Zunder

Line	Funktion	Vielseitigkeit	Gewicht
2nd–3rd Line	Feuer machen	✪	ca. 100 g (gekauft)

Zunder war einer der ersten Brennstoffe, wurde schon vor vielen Jahrhunderten benutzt und lässt sich aus natürlichen Materialien zusammenstellen. Somit ist er ideal für Survivalsituationen. Er muss brennbar und leicht entzündlich sein sowie lange genug brennen, um gesammeltes Holz ebenfalls zum Brennen zu bringen.

Was es zu beachten gilt

Arten von Zunder:

- Natürlich: Trockene Blätter, Baumnadeln, Rinde (Birke ist ideal), Holzspäne
- Gekauft: Zunderwürfel, gewachste Holzspäne, Wattebällchen in Vaseline

Richtig sammeln, lagern und nutzen:

- Immer trocken sammeln und lagern
- Zerkleinern – je feiner, desto leichter lässt er sich entzünden
- Feuchten Zunder mit Körperwärme trocknen, z. B. unter Kleidungsschichten
- Zundernest: Lockeres Bündel formen, das noch luftdurchlässig ist
- Schichten: Mit brennbarstem beginnen
- Mit Flamme oder Funken direkt in die Mitte des Zundernests zielen
- Wenn angezündet, gesammelt vorsichtig Holz darüber schichten und Feuer so wachsen lassen

Verwendungsmöglichkeiten

Feuer entzünden:

- Gejagtes oder Gesammeltes grillen
- Wärmen
- Signal für Rettungskräfte, um dich zu finden

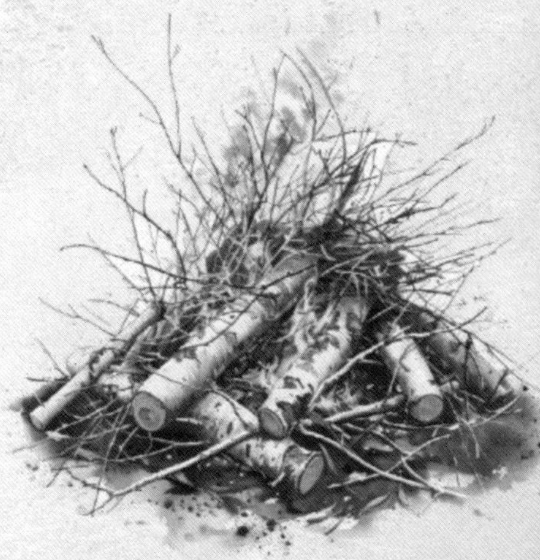

Lupe

Line	Funktion	Vielseitigkeit	Gewicht
2nd Line	Vergrößern	✪✪	60–150 g

Wovor deine Eltern dich als Kind gewarnt haben, kannst du dir heute zunutze machen. Die Lupe benötigt keinen Brennstoff, keinen Feuerstein, kein Gas – nur die reichlich vorhandene, strahlende Energie der Sonne. Sie biegt und bündelt die Sonnenstrahlen und konzentriert sie auf einen kleinen, sehr heißen Punkt, der eine Vielzahl von Materialien entzünden kann.

Was es zu beachten gilt

Qualität und Leistung:

- Größere Linse fängt mehr Sonnenlicht ein, ist aber sperriger
- Hohe Vergrößerungsleistung lässt dich kleiner Dinge erkennen und bündelt mehr Sonnenlicht
- Glaslinsen sind ideal zum Feuermachen, aber nicht bruchsicher, Acryllinsen schon, zerkratzen dafür schneller.

Feuer machen:

- Direktes Sonnenlicht erforderlich
- Zerkleinerter, brennbarer Zunder unerlässlich
- Hand ruhig halten
- Richtigen Winkel für kleinsten und hellsten Lichtpunkt finden

Verwendungsmöglichkeiten

Vergrößern:

- Genaueres Betrachten von Blättern oder Kleintier
- Behandeln von Verletzungen
- Entfernen von Splittern

Feuer entzünden:

- Gejagtes oder Gesammeltes grillen
- Wärmen
- Signal für Rettungskräfte, um dich zu finden

Notfall:

- Sonnenreflexion nutzen, um mit Lichtsignalen auf sich aufmerksam zu machen

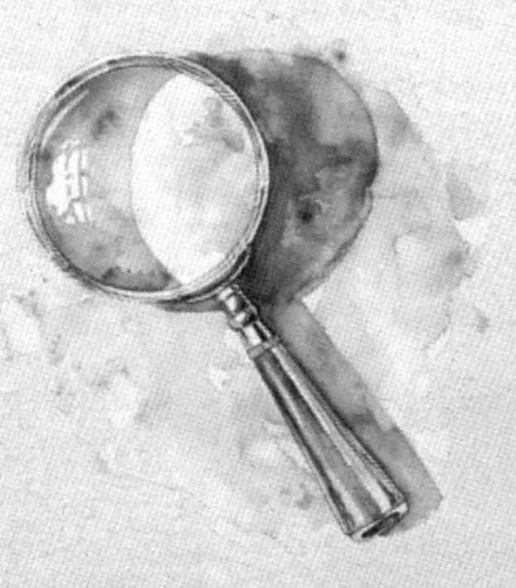

1.3 Unterschlupf & Schlafplätze

Werkzeuge zum Bau von Unterschlüpfen sind extrem wichtig, wenn du dich in der freien Natur befindest und Wind und Wetter ausgesetzt bist. Mit diesen Werkzeugen kannst du nicht nur einen provisorischen Unterschlupf bauen, sondern auch eine dauerhafte, schützende Umgebung schaffen, die dich vor rauem Wetter schützt und dir in der Wildnis ein Zuhause bietet.

In diesem Unterkapitel lernst du die wichtigsten Werkzeuge kennen, die du für den Bau von Unterkünften brauchst. Sie reichen von einfachen Handwerkzeugen wie Hammer und Säge bis hin zu anspruchsvolleren Hilfsmitteln. Jedes Werkzeug hat bestimmte Funktionen und Vorteile, je nachdem, welche Art von Unterschlupf du bauen willst – ob es sich um einen schnellen Unterstand zum Schutz für die Nacht oder einen dauerhaften Campingplatz für längere Aufenthalte handelt. Du lernst, wie du das richtige Werkzeug für deine Bedürfnisse auswählst, wobei du auf Haltbarkeit, Vielseitigkeit und Benutzerfreundlichkeit achtest.

Tarp

Line	Funktion	Vielseitigkeit	Gewicht
3rd Line	Unterschlupf bauen	✪✪✪	300–900 g

Das einfache, oft unscheinbare Material des Tarps bietet unzählige Möglichkeiten, um dich vor Wind, Regen und Sonne zu schützen. Es wird aus verschiedenen Materialien wie Polyethylen, Segeltuch oder Silnylon hergestellt und ist so konzipiert, dass es langlebig, wasserfest und leicht ist.

Was es zu beachten gilt

Wahl des richtigen Tarps:

- Bei viel Niederschlag und Wind könnte ein schweres Tarp nötig sein, während bei milden Temperaturen und wenig Niederschlag ein leichtes reichen könnte.
- Für ein Basislager sollte es robuster sein als für eine Rucksacktour, wo es auf leichte Ausrüstung ankommt.

Aufbau und Nutzung:

- Art des Aufbaus nach Umgebung auswählen: Windrichtung, Geländeneigung, benötigter Schutz, …
- Verschiedene Knoten und Schlingen für optimalen Halt beherrschen
- Geschützten Standort wählen: hinter Baumgruppe, an einem Hang; nirgends, wo sich Wasser sammeln kann

Verwendungsmöglichkeiten

Windschutz:
Richtig aufgestellt, schützt dein Tarp dich auch vor starkem Wind.

Sonnenschutz:
Nutze dein Tarp, um die Sonne abzuhalten und dich vor einem Hitzschlag zu schützen.

Zeltunterlage:
Um dein Zelt zu schonen, kannst du ein Tarp unterlegen, das Feuchtigkeit und Schmutz abhält.

Regen auffangen:
Ist das Wasser knapp, kannst du dein Tarp so aufbauen, dass Regenwasser in einem darunter stehenden Eimer aufgefangen wird.

Biwaksack

Line	Funktion	Vielseitigkeit	Gewicht
3rd Line	Schutz	✪✪	150–300 g

Ein Biwaksack ist eine Schlafgelegenheit, die eine kompakte, leichte Alternative zu herkömmlichen Zelten darstellt. Er schützt den Schlafsack vor Wind, Wasser oder Schnee und reduziert den Wärmeverlust, damit die Nacht unter dem Sternenhimmel wärmer und trockener wird.

Was es zu beachten gilt

Wahl des richtigen Biwacksacks:

- Hohe Wasserdichte führt of zu niedrigerer Atmungsaktivität und damit zu Kondensation, schützt dafür vor Regen.
- Muss um Schlafsack passen und genügend Platz bieten, um sich nicht eingeengt zu fühlen
- Moskitonetze oder Rolltop-Verschlüsse erhöhen deinen Komfort.

Sinnvoller und effektiver Einsatz:

- Trockenen, geschützten Standort als Schlafplatz wählen
- Wenn möglich, am Kopfende leicht öffnen und so Durchlüftung zulassen
- Nutze eine Isomatte, um dich vor Bodenkälte zu schützen, und ggf. ein Tarp als Unterlage und Schutz für deinen Biwacksack.

Verwendungsmöglichkeiten

Notunterkunft:
Hast du es, z. B. wegen eines plötzlichen Wetterumschwungs, eilig, ist er schnell einsatzbereit.

Schlaf:
Ein Biwacksack schützt dich noch mehr als ein Schlafsack vor Kälte und nimmt im Rucksack weniger Platz weg als ein Zelt.

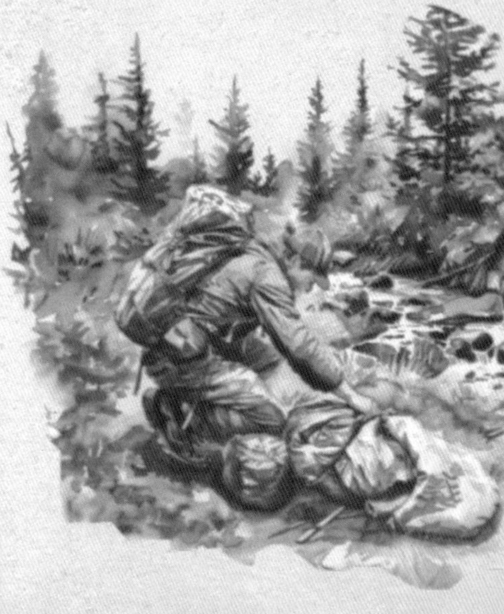

Schlafsack

Line	Funktion	Vielseitigkeit	Gewicht
3rd Line	Wärmen	✪✪	900–2.300 g

Der Schlafsack ist ein unverzichtbarer Teil deiner Survival-Ausrüstung, der dafür sorgt, dass du auch in den abgelegensten und rauesten Landschaften (halbwegs) erholsam schlafen kannst. Im Zweifel nutzt er dir auch ohne weiteren Schutz, wie ein Tarp, und bietet Wärme, indem er deine Körperwärme isoliert und dich vor eindringender Kälte schützt.

Was es zu beachten gilt

Wahl des richtigen Schlafsacks:

- Je kühler es am Schlafort voraussichtlich wird, desto dicker sollte er sein.
- Besonders im Rucksack ist wichtig, dass er wenig wiegt und sich komprimieren lässt.
- Bewegst du dich viel im Schlaf, nutze einen rechteckigen, keinen Mumienschlafsack.

Effektiver Einsatz:

- Bei Kälte mehrere Kleidungsschichten tragen
- Isomatte verwenden, um Kälteschutz zu erhöhen
- Belüftung gut einsetzen, um nachts weder zu schwitzen noch zu frieren

Verwendungsmöglichkeiten

Notunterlage:
Kann als zusätzliche Isolierung und/oder Polsterung verwendet werden

Provisorischer Unterschlupf:
Dient als provisorischer Schlafplatz, vor allem, wenn wasserdicht

Komfortverbesserung:
Hast du den Platz in deinem Rucksack, nachdem du in deine Survivalsituation geworfen wurdest, nutzt er dir, um deinen Komfort beim Schlafen zu verbessern.

Hängematte

Line	Funktion	Vielseitigkeit	Gewicht
3rd Line	Aufhängung	✪✪✪	300–900 g

Eingebettet zwischen zwei robusten Bäumen, wiegt sich die Hängematte sanft und schafft seltenen Komfort während der Krise. Sie ist eine leichte, vielseitige Alternative zu den traditionellen Schlafplätzen am Boden. Hängematten schonen die Umwelt, denn sie halten dich in der Luft, und schützen dich vor feuchtem, unebenem Boden und den krabbelnden Bewohnern des Waldes.

Was es zu beachten gilt

Wahl der richtigen Hängematte:

- Geringes Gewicht, kleines Packmaß
- Je größer, desto komfortabler – aber auch größer im Packmaß
- Robustheit
- Regenplane oder Moskitonetz kann nötig sein

Richtig verwenden:

- Winkel für Gurte zum Baum: ca. 30°
- Wenn sitzend, sollte sie etwa auf Stuhlhöhe hängen
- Zum Bärenschutz soweit oben wie möglich aufhängen und Nahrung so weit weg von Bäumen wie möglich in Hängematte platzieren (auch dann kein garantierter Schutz)

Verwendungsmöglichkeiten

Freizeit und Entspannung:

- Pausen beim Wandern
- Angenehme Liegeposition beim Schlafen

Erhöhte Aufbewahrung:

- Ausrüstung vor Bodennässe und Tau schützen
- Nahrung von wilden Tieren entfernt aufbewahren

Wasser sammeln:
Im Notfall kann eine Hängematte Regenwasser auffangen, das du wiederum umfüllen und trinken kannst.

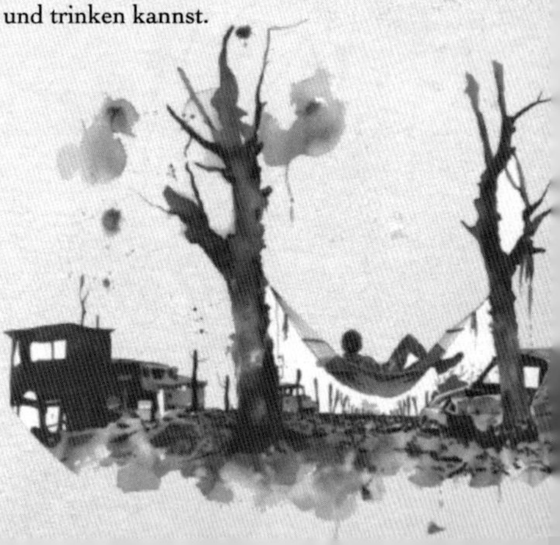

Rettungsdecke

Line	Funktion	Vielseitigkeit	Gewicht
2nd Line	Wärmen	✪✪	50–120 g

Diese kompakte, reflektierende Decke ist fester Bestandteil in Notfall-Kits. Sie speichert Körperwärme und schützt im Notfall vor Wind oder Regen, was sie zu einem Verbündeten gegen die Launen der Natur macht. Sie besteht aus einer dünnen Kunststoffschicht, die mit einem metallischen Reflektor beschichtet ist, und reflektiert bis zu 90 Prozent der Körperwärme, die sonst an die Umgebung abgegeben würde.

Was es zu beachten gilt

Wahl der richtigen Decke:

- Standardgröße reicht für normalen Gebrauch, größere können mehrere Personen abdecken.
- Idealerweise wasserdicht verpackt
- Verstärkte Ösen und Kanten lassen Nutzung als Unterlage zu.

Effektiver Einsatz:

- Zum Wärmen: silberne Seite zum Körper zeigen
- Direkten Hautkontakt vermeiden, um Schweißkondensation zu verhindern
- Unterschlupf: Gut befestigen, um ein Reißen durch Wind zu vermeiden – idealerweise verstärkte Ösen verwenden

Verwendungsmöglichkeiten

Notunterkunft:
Kann notfalls als Tarp- oder Isomattenersatz genutzt werden – als Dach oder Unterlage

Erste Hilfe:
Wärmt Menschen, die frieren oder einen Schock erlitten haben

Wärmereflektor:
Hinter Feuer platzieren, um Wärme zu reflektieren, anstatt sie in die Luft abzugeben

1.4 Wassergewinnung & -aufbereitung

Wenn du in der Wildnis unterwegs bist, ist die Sicherung einer sauberen Wasserversorgung entscheidend. Die Hilfsmittel, die du zur Wassergewinnung und -aufbereitung verwendest, können den Unterschied zwischen Leben und Tod ausmachen. In diesem Unterkapitel lernst du die Werkzeuge kennen, mit denen du Wasser trinkbar machen kannst – von mechanischen Filtern bis hin zu chemischen Reinigern.

Du wirst verschiedene Methoden und Geräte kennenlernen, mit denen du Wasser aus natürlichen Quellen gewinnen und so aufbereiten kannst, dass es den Trinkwasserstandards entspricht. Egal, ob du Wasser aus einem stehenden Teich oder einem fließenden Bach entnimmst – mit den richtigen Geräten kannst du Verunreinigungen und Krankheitserreger effektiv entfernen und sicherstellen, dass dein Wasser sicher ist. Du erfährst, wie jedes Werkzeug funktioniert und wann du welche Methode anwenden solltest, je nach deiner Umgebung und den dir zur Verfügung stehenden Wasserquellen. Wenn du diese Werkzeuge verstehst, kannst du unabhängig von deiner Umgebung hydriert und gesund bleiben.

Wasserfilter

Line	Funktion	Vielseitigkeit	Gewicht
2nd Line	Wasserfiltration	✪	50–450 g

Die Suche nach sauberem Trinkwasser in der Natur birgt Gefahren – von Krankheitserregern bis hin zu Schadstoffen, die die Natur unsichtbar verderben. Da kommt der Wasserfilter ins Spiel, der Verunreinigungen aus natürlichen Wasserquellen entfernt und die Krise, in der du steckst, damit wenigstens nicht verschärft.

Was es zu beachten gilt

Wahl des richtigen Filters:

- Je kleiner die Mikronzahl, desto feinere Partikel (wie Viren) werden gefiltert
- Durchflussrate bestimmt, wie schnell gefiltert werden kann
- Robustheit und Gewicht – ohne Qualitätsverlust
- Filter sollte idealerweise nicht allzu häufig intensiv gesäubert werden müssen

Effektiver Einsatz:

- Schmutziges Wasser sauberes nicht kontaminieren lassen
- Nach Gebrauchsanleitung regelmäßig warten und säubern
- Größere Partikel bspw. durch Stoff- oder Kaffeefilter vorfiltern, um Filter zu schonen

Verwendungsmöglichkeiten

Hydration:
Trinkwasser filtern, um auch bei langen Survival-Aufenthalten in der Wildnis genug trinken zu können

Medizinische Hygiene:
Wasser für Wundreinigung filtern, z. B. für Schnitte oder Bisse

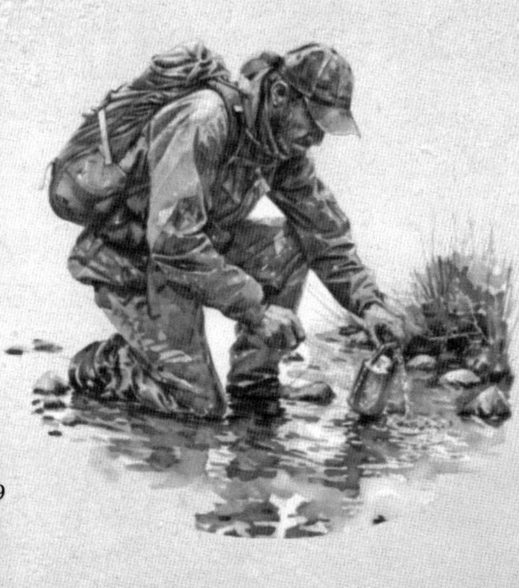

Wasserreinigungstabletten

Line	Funktion	Vielseitigkeit	Gewicht
2nd Line	Wasserreinigung	✪	20–50 g/Blister

Sie sind in der Regel klein, leicht und einfach zu handhaben, was sie zu einer bevorzugten Wahl für Wanderer, Camper und Notfallkits macht. Die Wirkstoffe in diesen Tabletten können Bakterien oder Viren, die bei Einnahme schwere Krankheiten verursachen können, wirksam neutralisieren.

Was es zu beachten gilt

Wahl der richtigen Tabletten:

- Wirksamkeit gegen bestimmte Erreger
- Auf Geschmack achten; einigen hinterlassen einen unangenehmen im Wasser
- Möglichst kurze Reaktions- und Wirkzeit
- Haltbarkeitsdauer und Lagerbedingungen sollten für Survival geeignet sein.

Effektiver Einsatz:

- Wasser schütteln oder verrühren, damit Tablette sich komplett auflöst
- Wirkzeit laut Anleitung abwarten
- Trübes Wasser idealerweise durch Stoff- oder Kaffeefilter vorfiltern

Verwendungsmöglichkeiten

Hydration:
Trinkwasser filtern, um auch bei langen Survival-Aufenthalten in der Wildnis genug trinken zu können

Medizinische Hygiene:
Wasser für Wundreinigung filtern, z. B. für Schnitte oder Bisse

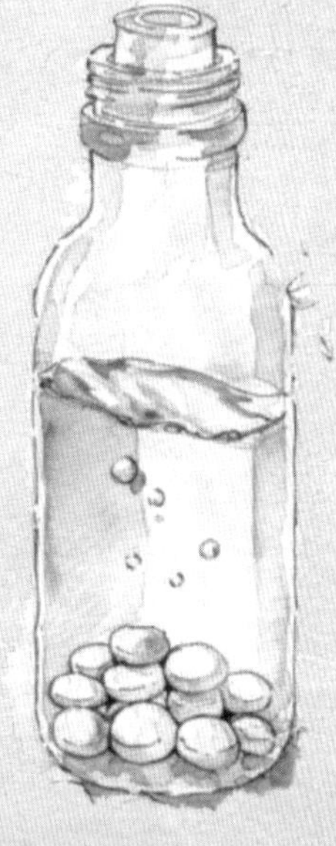

Ausrüstung zum Abkochen

Line	Funktion	Vielseitigkeit	Gewicht
3rd Line	Nahrung	✪✪	800–2.500 g

Kochgeräte erfüllen im Krisenfall einen grundlegenden Zweck: Sie erhitzen Wasser so weit, dass es sicher getrunken werden kann, und beseitigen so eventuell vorhandene Krankheitserreger. Aber neben dieser wichtigen Funktion sind solche Geräte auch wichtig für der Zubereitung von Mahlzeiten, zum Sterilisieren von Ausrüstung und sogar für die Wärmeversorgung deines Körpers.

Was es zu beachten gilt

Wahl des richtigen Equipments:

- Möglichst geringes Gewicht bei kleinstem Qualitätsverlust
- Je effizienter der Brennstoffverbrauch, desto weniger zusätzlicher Brennstoff muss transportiert werden
- Kapazität passend für Gebrauch wählen
- Auf Brandgefahr und Umweltaspekte achten, besonders wegen des Brennstoffs

Effizienter Einsatz:

- Wenn möglich, Behälter mit warmem Wasser vorwärmen, um beim Erhitzen Brennstoff zu sparen
- Von Wind abschirmen, da dieser die Effizienz beeinträchtigen kann
- Nach Erreichen des Siedepunkts Hitze reduzieren und köcheln lassen

Verwendungsmöglichkeiten

Nahrungszubereitung:

- Nudeln oder Suppen kochen
- Tee erhitzen

Hygiene:

Wasser abkochen, um es trinkbar zu machen oder ggf. zur Sterilisation von Wunden und Gegenständen zu nutzen

Wärme:

Eine Wärmflasche gefüllt mit heißem Wasser kann die Körpertemperatur an kalten Orten regulieren und Muskelschmerzen bekämpfen

Stauraum:

Ist der Kochbehälter mit einem verriegelbaren und wasserdichten Deckel ausgestattet, kann er genutzt werden, um bspw. Wasser zu transportieren.

Faltbarer Wasserbehälter

Line	Funktion	Vielseitigkeit	Gewicht
3rd Line	Stauraum	✪✪✪	50–250 g

Verlässt du eine Wasserquelle, musst du dich fragen, wie du Wasser transportieren kannst, um nicht bald zu dehydrieren. Hier kommt der faltbare Wasserbehälter ins Spiel. Er besteht aus Materialien, die Langlebigkeit und Flexibilität miteinander verbinden. Er kann sich ausdehnen, um große Mengen Wasser zu fassen, und dann im leeren Zustand in eine kompakte, leichte Form zusammengeklappt werden.

Was es zu beachten gilt

Wahl des richtigen Behälters:

- Große Kapazität schränkt Tragekomfort ein
- Muss für Survival robust sein
- Breite Öffnung und stabiler Boden für einfaches Befüllen, Leere und Zusammenfalten
- BPA-frei und lebensmittelecht, um Inhalt nicht mit Chemikalien zu kontaminieren

Effektiver Einsatz

- Vor dem und beim Befüllen darauf achten, dass der Behälter sich voll ausdehnt
- Sorgfältiger Umgang, um Lecks zu vermeiden – gilt auch für den Transport im Rucksack
- Regelmäßig reinigen und trocknen, um Schimmelbildung zu vermeiden

Verwendungsmöglichkeiten

Vorbereitung für den Notfall:
Ein solcher Behälter macht es dir möglich, Wasser zu lagern. Trinke daher wann immer möglich anderes Wasser, auch wenn du einen vollen Behälter bei dir trägst, damit du auch noch Wasser hast, wenn keine frische Quelle in der Nähe ist.

Platz sparen:
Da er faltbar ist, lässt er sich platzsparend verstauen, und er kann, wenn er leer ist, als Behälter für etwas anderes genutzt werden.

Flexibler Einsatz:
Ist er gefüllt, kannst du ihn nutzen, um ein Tarp am Boden vor dem Wegwehen zu schützen, oder zu einem kleinen Waschbecken zum Händewaschen oder Geschirrabspülen umfunktionieren.

1.5 Naviagtionshilfen

Wenn du dich verirrst, bedeutet das im Krisenfall nicht nur, dass du den Weg verlierst, sondern auch, dass du deine Sicherheit aufs Spiel setzt. Navigationshilfen sind unverzichtbar, um die Orientierung zu behalten und dein Ziel zu erreichen oder nach Hause zurückzukehren. In diesem Unterkapitel geht es um die verschiedenen Hilfsmittel, die du zur Navigation in unbekanntem Terrain einsetzen kannst, vom traditionellen Kompass bis hin zu modernen GPS-Geräten.

Du lernst die Stärken und Grenzen der einzelnen Hilfsmittel kennen, damit du je nach geografischem Standort, verfügbarer Technologie und der Umgebung fundierte Entscheidungen treffen kannst. Ganz gleich, ob du durch dichte Wälder wanderst, trockene Wüsten durchquerst oder durch Gebirgsregionen navigierst – die richtigen Navigationsgeräte können dir Sicherheit geben und dich bei jedem Schritt begleiten. Wenn du diese Hilfsmittel beherrschst, kannst du nicht nur effizienter von A nach B kommen, sondern auch deine gesamte Überlebensstrategie verbessern.

Kompass

Line	Funktion	Vielseitigkeit	Gewicht
1st Line	Navigation	✪✪	30–120 g

Schon vor Jahrhunderten von Seeleuten benutzt, ist der Kompass auch heute noch ein unverzichtbares Navigationsgerät, das unabhängig von Satelliten, Batterien und Mobilfunknetzen funktioniert. Er nutzt das Magnetfeld der Erde, um den magnetischen Norden anzupeilen, und bietet eine zuverlässige Möglichkeit, sich zu orientieren und von Ort zu Ort zu navigieren.

Was es zu beachten gilt

Wahl des Kompasses:

- Visierspiegel, um Landmarken anzuvisieren, an denen du dich orientieren kannst
- Globale Nadel gleicht Unterschiede im Magnetfeld aus
- Neigungsmesser, um kritische Geländemerkmale einzuschätzen
- Robust und idealerweise wasserdicht

Richtige Bedienung:

- Kompassnadel mithilfe des Orientierungspfeils ausrichten, um die korrekte Richtung zu bestimmen
- Orientierung anhand markanter Orte oder Landmarken, um auf einer Karte eigenen Standort mithilfe des Kompasses zu bestimmen

Verwendungsmöglichkeiten

Notfallnavigation:

Versagen deine digitalen Geräte, kannst du auf deinen Kompass zurückgreifen und immerhin anhand der Himmelsrichtungen navigieren.

Orientierung auf Karten:

Mit einem Kompass kannst du dich anhand von Landmarken orientieren und auf einer Karte feststellen, wo du dich befindest. So kannst du dich in deiner Umgebung zurechtfinden und deine Route planen.

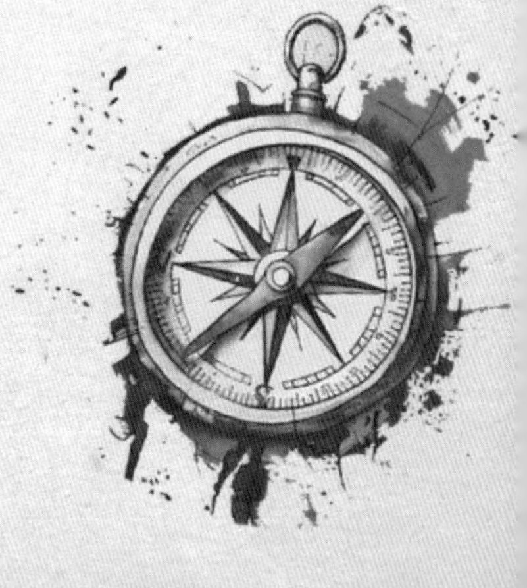

Karten

Line	Funktion	Vielseitigkeit	Gewicht
2nd Line	Navigation	✪✪	80–150 g

Auch wenn Karten heutzutage immer mehr von Navigationsgeräten abgelöst werden, helfen sie dir in Situationen weiter, in denen du – zum Beispiel wegen eines Stromausfalls – keinen Zugriff auf technische Hilfsmittel hast. Wer sie lesen kann, sichert sich im schlimmsten Fall das Überleben, indem er mit ihr und der Hilfe eines Kompasses navigiert.

Was es zu beachten gilt

Wahl der richtigen Karte(n):

- In welchem Gebiet wärst du in einer Survivalsituation vermutlich unterwegs? Triff danach die Entscheidung für deine Karte(n).
- Je detaillierter die Karte, desto mehr ist zu erkennen, aber desto unübersichtlich kann sie erscheinen
- Robustes und reißfestes Material
- Aktueller Stand bzgl. Infrastruktur

Effektive Verwendung:

- Karte anhand der Landschaft ausrichten
- Zusammen mit Kompass zur Standortbestimmung nutzen
- Route mit wasserfestem Stift markieren, um sie nie aus den Augen zu verlieren

Verwendungsmöglichkeiten

Notfallplanung:
Finden und festlegen von …

- Evakuierungsrouten
- Sicheren Unterkünften
- Sichere Infrastruktur
- Gewässern

Strategische Planung:
Eine Karte aus Papier kann übersichtlicher sein, da du dir deine Route und Pläne von Hand einzeichnen kannst und sie dir so leichter einprägst.

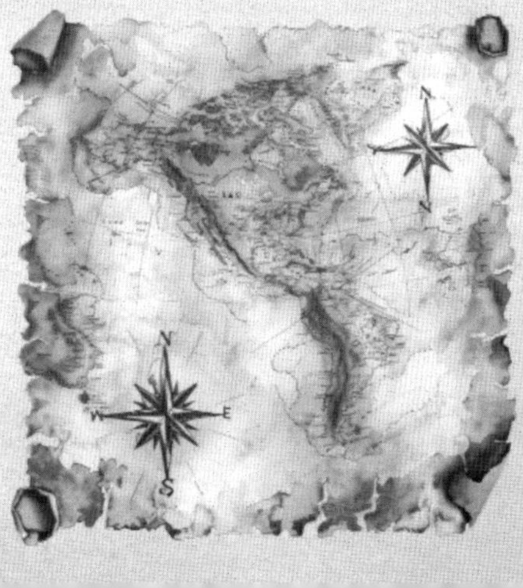

GPS-Gerät

Line	Funktion	Vielseitigkeit	Gewicht
2nd Line	Navigation	✪✪✪	90–300 g

Ein GPS-Gerät stützt sich auf eine Konstellation von Satelliten, um deinen genauen Standort auf der Erde zu bestimmen, indem es Signale aussendet, die von den Satelliten zurückgeworfen werden. So findest du deinen Weg durch dichte Wälder, durch weite Wüsten und über hohe Berge. Unter der Voraussetzung, dass sein Akku funktioniert, ist ein GPS-Gerät im Notfall unverzichtbar.

Was es zu beachten gilt

Wahl des richtigen GPS-Geräts:

- Hohe Abdeckung und genaue Positionsbestimmung durch verschiedene Satellitensysteme
- Kartensoftware, die erlaubt, weitere Karten hinzuzufügen
- Bluetooth für Verbindung mit Handy und /oder Möglichkeit des Empfangs und Senden von Satellitennachrichten

Effektive Nutzung:

- Regelmäßige Updates, um neueste Funktionen und Kartendaten sicherzustellen
- Energie des Geräts effizient verwenden, um Akku zu sparen
- Nur als Unterstützung sehen, auch mit Karten und Kompass vertraut machen

Verwendungsmöglichkeiten

Tracking und Aufzeichnung:
Eigene Route verfolgen, Wegpunkte setzen und Plan verfolgen und analysieren

Rettungs- und Notfalldienste:
Mithilfe deines GPS-Geräts können Rettungskräfte dich möglicherweise schneller finden, und einige Geräte sind in der Lage, Notrufe abzusetzen.

Gefahrenprävention:
Bleibe über deinen Standort bzgl. Umweltüberwachung und Wildtieren immer auf dem neuesten Stand.

Sternkarte

Line	Funktion	Vielseitigkeit	Gewicht
3rd Line	Navigation	✪	80–150 g

Sternkarten sind nicht nur ein Hilfsmittel für Astronomen und Hobbyforscher, sondern auch lebenswichtig für Menschen, die in der Einöde unterwegs sind (oder sein müssen), wo es nur wenige Orientierungspunkte gibt, aber der Himmel klar ist.

Was es zu beachten gilt

Wahl der richtigen Sternkarte:

- Auf korrekte Jahreszeit und Breitengrade achten – der Nachthimmel ist nicht immer und überall gleich
- Detailgenauigkeit und Maßstab: genug zum Navigieren, nicht mehr als nötig
- Robust und wasserfest

Effektive Nutzung:

- In Kombination mit Kompass nutzen, um sie korrekt auszurichten
- Wichtigste Sternbilder erkennen lernen, um dich schnell zurechtzufinden
- Drehbare Sternkarten können so eingestellt werden, dass sie dir zu jeder Jahres- und Tageszeit helfen

Verwendungsmöglichkeiten

Notfallnavigation:

Wenn du nur noch das Licht deiner Taschenlampe zur Verfügung hast, kannst du dich mithilfe einer Sternkarte orientieren.

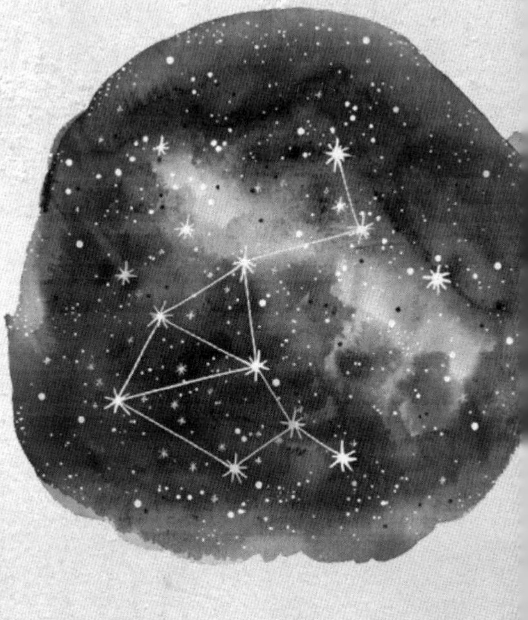

Signalspiegel

Line	Funktion	Vielseitigkeit	Gewicht
2nd Line	Signale senden	✪✪	30–80 g

Ein Signalspiegel ist so konzipiert, dass er einen Lichtpunkt über große Entfernungen hinweg aufblitzen lässt und so die Aufmerksamkeit von Rettungskräften oder Passanten auf sich zieht. Es ist eine einfache, aber effektive Methode der Kommunikation in Notfällen, insbesondere wenn moderne Geräte versagen oder nicht verfügbar sind.

Was es zu beachten gilt

Wahl des richtigen Signalspiegels:

- Je stärker die Reflexion der Oberfläche, dest stärker ist die Signalgebung über große Distanzen
- Robustheit, um Fallen und Stöße zu überleben
- Groß genug, um verlässlich zu helfen, klein genug, um nicht sperrig zu sein

Effiziente Nutzung:

- Position der Sonne und damit deine eigene bestimmen – ohne Karte und Kompass
- Drei Blitze sind ein anerkanntes Notsignal – nutze den Spiegel, um es abzusetzen
- Stets von Schmutz und Kratzern befreit halten; die reflektierende Oberfläche abdecken, wenn nicht in Benutzung

Verwendungsmöglichkeiten

Navigationshilfe:
Dir hilft er, dich ohne Kompass zu orientieren, möglichen Rettern, dich zu finden.

Lichtquelle:
Reflektiert bei Dunkelheit jedes verfügbare Licht zur Beleuchtung kleiner Bereiche

Feuer machen:
Notfalls kannst du mit dem Spiegel Licht bündeln und damit Zunder entzünden – ähnlich wie mit einer Lupe.

2. Wasser

Die Sonne brennt, um dich herum wird es immer trockener. In dieser trostlosen Landschaft wird jeder Tropfen Wasser zu einem kostbaren Gut, und dein Überleben hängt davon ab, ob du es schaffst, sauberes Wasser zu bekommen. Durst ist nicht nur unangenehm – er ist eine unheilvolle Warnung deines Körpers: »Trink oder stirb. Trink oder stirb.«

Du stößt auf eine versteckte Quelle, ein Rinnsal unter den Felsen – rein und einladend. Aber wie kannst du sicher sein, dass das Wasser sauber ist?
Du siehst den Morgentau auf den Grashalmen einer großen Wiese. Er nur wartet darauf, von der Sonne vernichtet zu werden. Wie sammelst du ihn, bevor die Sonne ihn dir wegnimmt und dich so des Wassers beraubt?
Du gehst einen Pfad entlang. In einiger Entfernung siehst du etwas, das deine Augen aufleuchten lässt: eine Pfütze. Als du ankommst siehst du, was du schon befürchtest. Das Wasser ist nichts weiter als eine eklige braune Brühe. Wie säuberst du es?

Im folgenden Kapitel erfährst du nicht nur, wie du Wasserquellen findest, sondern auch, wie du sie für den Konsum sicher machst und wie du diesen flüssigen Schatz effizient lagerst. Gehe mit der Gewissheit in den Überlebenskampf, dass du eine der grundlegendsten Herausforderungen der Natur meistern kannst. Tauche in die Grundlage deines Überlebens ein: Wasser.

2.1 Wasserquellen

Lebensfähige Wasserquellen zu erkennen, wird zu einer grundlegenden Fähigkeit, sobald der Notstand ausgerufen ist. In diesem Unterkapitel erfährst du, wie du natürliche Wasserquellen wie Bäche, Flüsse, Seen und unterirdische Quellen erkennen und lokalisieren kannst. Bei jeder Quelle gibt es eine Reihe von Aspekten zu beachten, von der Zugänglichkeit bis hin zu möglichen Verunreinigungsrisiken.

Du erfährst, wie Umweltfaktoren beeinflussen, wo und wie Wasser zu finden ist, und wie du deine Umgebung effektiv zu deinem Vorteil nutzen kannst. Wenn du die Zeichen kennst, die auf das Vorhandensein von Wasser hinweisen, kannst du deine Chancen erhöhen, im Krisenfall hydriert und gesund zu bleiben. Dieses Wissen ist wichtig, denn Wasser ist nicht nur zum Trinken, sondern auch für die Nahrungszubereitung und die Hygiene unerlässlich.

Flüsse und Bäche

Flüsse und Bäche findest du in vielen Umgebungen. Obwohl sie in der Regel zuverlässiger sauber sind als stehende Gewässer, können sie dennoch Verunreinigungen und Krankheitserreger beherbergen. Fließendes Wasser führt in der Regel weniger Sedimente mit sich und ist eine erneuerbare Quelle, aber seine Qualität kann je nach den Aktivitäten flussaufwärts und den natürlichen Gegebenheiten stark schwanken.

Wasser aufnehmen

1. Entnimm das Wasser immer dort, wo es sich schnell bewegt, denn Bewegung trägt dazu bei, dass weniger Krankheitserreger vorhanden sind.
2. Verwende einen Vorfilter, z. B. Kaffeefilter, um große Partikel vor der Klärung zu entfernen.
3. Vermeide es, Wasser in der Nähe von Industrieanlagen, Bauernhöfen oder Wohngebieten zu entnehmen, um das Kontaminationsrisiko zu minimieren.

Wichtig zu beachten!

Trotz der Strömung kann das Wasser Chemikalien aus der Landwirtschaft, Industrieabfälle oder biologische Verunreinigungen enthalten.
Auch wild lebende Tiere in der Umgebung können die Wasserqualität durch Abfälle beeinflussen.
Saisonale Veränderungen können die Klarheit des Wassers und die Fließgeschwindigkeit beeinflussen, was sich wiederum auf den Schadstoffgehalt auswirkt.

Seen und Teiche

Da Seen und Teiche stehende Gewässer sind, sammeln sich in ihnen oft mehr Schadstoffe als in fließenden Gewässern. Sie sind anfällig für Algenwachstum und beherbergen eine Vielzahl von Mikroorganismen. Diese Gewässer sind zwar weit verbreitet, aber durch ihre Stille werden die Schadstoffe nicht wie in Flüssen und Bächen verteilt.

Wasser aufnehmen

1. Suche den klarsten Teil des Sees oder Teiches aus, fernab von stehenden oder schlammigen Bereichen.
2. Entnimm das Wasser einige Zentimeter unter der Oberfläche und vermeide die leichtere, möglicherweise verunreinigte obere Schicht.
3. Sammle Wasser am frühen Morgen, bevor die Sonne die Algenblüte fördert.
4. Teste regelmäßig die Wasserqualität, solltest du diese Wasserquelle häufiger nutzen.

Wichtig zu beachten!

Stehendes Wasser muss unter Umständen aufwendiger gereinigt werden, um es trinkbar zu machen.

Achte auf Anzeichen von Verschmutzung oder Algen, die oft auf ein chemisches Ungleichgewicht hinweisen.

Sei besonders vorsichtig bei Wasser, das eine seltsame Farbe oder einen seltsamen Geruch hat.

Regenwasser

Regenwasser ist in der Regel eine der saubersten Wasserquellen, die es in der Natur gibt, da es direkt aus der Atmosphäre kommt und die meisten bodennahen Verunreinigungen umgeht. Das Sammeln von Regenwasser kann eine effiziente Methode zur Trinkwassergewinnung sein – vor allem in Gebieten, in denen Oberflächenwasser knapp oder stark verschmutzt ist.

Wasser aufnehmen

1. Richte ein Auffangsystem mit einer großen, sauberen Oberfläche ein, um die Wasserausbeute möglichst ertragreich zu halten.
2. Achte darauf, dass Rinnen und Sammelflächen frei von Ablagerungen und Rückständen sind.
3. Leite das ausgespülte Wasser ab, um zu vermeiden, dass das verschmutzte Wasser gesammelt wird.
4. Leite das Regenwasser in einen sauberen Behälter, um eine Verunreinigung nach dem Auffangen zu vermeiden.

Wichtig zu beachten!

Durch die Atmosphäre können Schadstoffe in das Regenwasser gelangen, besonders in städtischen oder industriellen Gebieten.
Die Speichersysteme müssen dicht verschlossen sein, um das Eindringen von Insekten und Verunreinigungen zu verhindern.
Die regelmäßige Reinigung der Sammelsysteme ist wichtig, um die Wasserqualität zu erhalten.

Tau

Tau zu sammeln ist eine uralte Praxis, die eine zusätzliche Wasserquelle bieten kann. Er bildet sich über Nacht auf Pflanzen und anderen Oberflächen und ist in der Regel sauber und sicher zum Trinken. Diese Methode erfordert nur minimale Ausrüstung und kann besonders in trockenen Regionen nützlich sein.

Wasser aufnehmen

1. Sammle Tau von Gras und Blättern, indem dz saugfähige Tücher oder Schwämme verwendest.
2. Wringe den gesammelten Tau aus dem Tuch/Schwamm in einen sauberen Behälter.
3. Nutze möglichst die gesamte Fläche deines Tuchs/Schwamms, um so viel Tau wie möglich zu sammeln.
4. Sammle früh am Morgen, um die maximale Tauansammlung auszunutzen.

Wichtig zu beachten!

Achte darauf, dass die zum Sammeln von Tau verwendeten Pflanzen ungiftig sind und nicht mit Pestiziden behandelt wurden.
Das Sammeln von Tau kann arbeitsintensiv sein und nur geringe Mengen an Wasser liefern.
Umweltbedingungen wie Feuchtigkeit und Temperatur beeinflussen die Verfügbarkeit von Tau.

Schnee und Eis

In kalten Umgebungen sind Schnee und Eis ideale Quellen für Süßwasser. Beim Sammeln von Schnee oder Eis ist es wichtig, möglichst saubere Quellen zu wählen, um die Aufnahme von Schadstoffen zu vermeiden, die in gefrorenen Formen konzentriert sein können.

Wasser aufnehmen

1. Wähle frischen, weißen Schnee oder transparentes Eis und vermeide alles, was einen Farbstich oder sichtbare Verunreinigungen aufweist.
2. Verwende einen sauberen Behälter, um den Schnee oder das Eis zu sammeln und vorsichtig zu schmelzen.
3. Wenn möglich, koche das geschmolzene Wasser ab, um seine Sauberkeit zu gewährleisten.
4. Sammle lieber Eis als Schnee, da es oft weniger Verunreinigungen enthält.

Wichtig zu beachten!

Das Schmelzen von Schnee oder Eis kann viel Energie erfordern, also plane den Brennstoffverbrauch entsprechend.
Sei dir bewusst, dass sich einige Schadstoffe in Eis und Schnee anreichern können, was eine sorgfältige Auswahl erfordert.
Der direkte Verzehr von Schnee oder Eis kann die Körpertemperatur senken und damit das Risiko einer Unterkühlung erhöhen.

Unterirdische Quellen

Unterirdische Quellen bieten oft natürlich gefiltertes Wasser, das durch Sand und Gestein gereinigt wurde. Diese Quellen sind dort zu finden, wo natürliches Sickerwasser austritt, was sich oft durch feuchten Boden oder Vegetation in ansonsten trockenen Gebieten zeigt. Sie können zwar sauberes Wasser liefern, aber es muss darauf geachtet werden, dass das Wasser nicht durch Oberflächenkontakt verunreinigt wurde.

Wasser aufnehmen

1. Suche nach Bereichen, in denen das Wasser von selbst an die Oberfläche tritt.
2. Grabe kleine Gruben in der Nähe der Versickerung, damit sich klareres Wasser sammeln kann.
3. Verwende einen Sandfilter, um das gesammelte Wasser aus der Quelle weiter zu reinigen.
4. Teste regelmäßig die Wasserqualität, um mögliche Verunreinigungen zu erkennen.

Wichtig zu beachten!

Stelle sicher, dass das Sammelgebiet frei von nahe gelegenen Verschmutzungsquellen ist.
Der Grundwasserspiegel und die Quellschüttung können saisonal und in Abhängigkeit von den örtlichen Niederschlagsverhältnissen schwanken.

2.2 Wassergewinnung

Um Wasser aus der Umwelt zu gewinnen, muss man oft nicht nur eine Quelle finden, sondern auch spezielle Techniken anwenden, mit denen man die Wassermenge maximieren kann. Hier lernst du verschiedene Methoden der Wassergewinnung kennen, wie das Graben von brunnenähnlichen Gruben, das Sammeln von Tau oder das Nutzen der natürlichen Transpiration von Bäumen und Sträuchern.

Du lernst die praktischen Schritte, die du brauchst, um mit natürlichen und improvisierten Hilfsmitteln effizient Wasser zu gewinnen. Egal, ob du dich in einem dichten Wald oder in einer trockenen Wüste befindest – diese Methoden helfen dir, an das Wasser heranzukommen, das du für deinen Lebensunterhalt brauchst, und stellen sicher, dass du nie ohne diese wichtige Ressource dastehst.

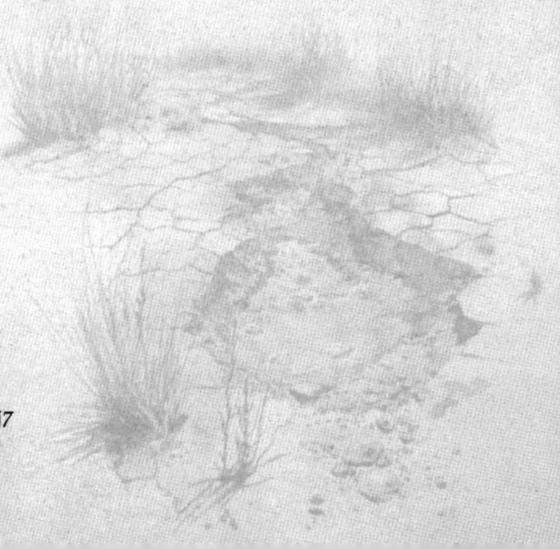

Solardestille

Eine Solardestille nutzt die Energie der Sonne, um Wasser aus dem Boden oder der Vegetation zu verdampfen, das dann zu trinkbarem Wasser kondensiert. Diese Technik ist besonders nützlich in trockenen Gegenden, in denen flüssige Wasserquellen knapp sind. Mit einfachen Materialien wie einer Plastikfolie und einem Behälter kann eine solche Solardestille eine nachhaltige Methode zum Sammeln von reinem Wasser sein.

Schritt-für-Schritt-Anleitung

1. Wähle einen sonnigen Platz, um die Effizienz des Verdunstungsprozesses zu maximieren.
2. Grabe eine Grube, um mehr Feuchtigkeit aus dem Boden zu sammeln.
3. Lege grüne Pflanzen in die Grube, um die Wasserausbeute zu erhöhen.
4. Achte darauf, dass die Plastikabdeckung an den Rändern dicht verschlossen ist, damit kein Wasserdampf entweichen kann.
5. Lege einen Stein in die Folie, um sie zu beschweren.

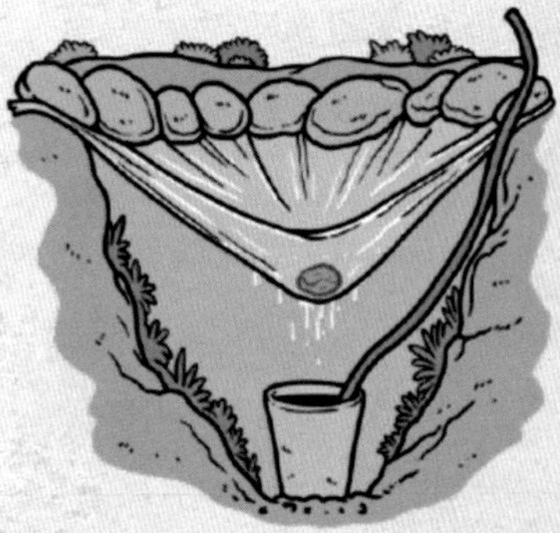

Wichtig zu beachten!

Diese Methode kann langsam sein und liefert je nach Umweltbedingungen relativ geringe Wassermengen.
Sie erfordert klares und sonniges Wetter, um effektiv zu sein.
Es ist eine regelmäßige Wartung erforderlich, um das gesammelte Wasser einzusammeln und die grünen Pflanzen zu ersetzen.

Transpirationssäcke

Bei der Verwendung von Transpirationssäcken werden belaubte Zweige in durchsichtige Plastiksäcke eingeschlossen, um Wasser durch die Transpiration der Pflanzen zu sammeln. Diese Technik nutzt den natürlichen Prozess, bei dem Pflanzen Wasserdampf freisetzen, der dann im Beutel kondensiert und Wassertröpfchen bildet.

Schritt-für-Schritt-Anleitung

1. Wähle gesunde, ungiftige grüne Pflanzen oder Zweige, die dem Sonnenlicht ausgesetzt sind.
2. Befestige den Beutel fest um den Zweig, damit keine Feuchtigkeit entweichen kann.
3. Platziere mehrere Beutel an verschiedenen Zweigen, um die Gesamtwassermenge zu erhöhen.
4. Vermeide es, die Pflanze zu beschädigen, um sicherzustellen, dass sie weiterhin effektiv transpiriert.

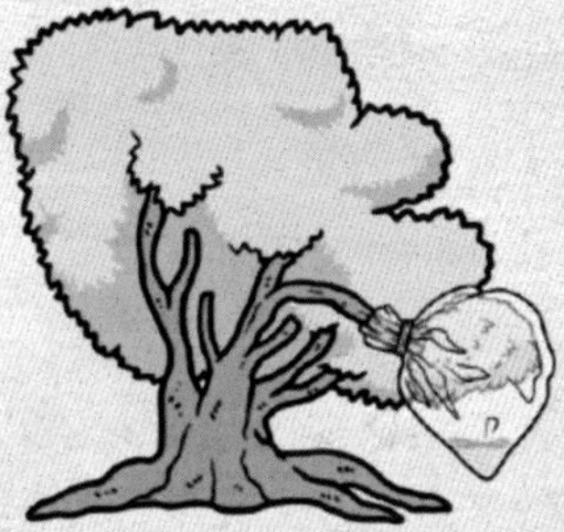

Wichtig zu beachten!

Nicht allen Pflanzen sieht man an, ob sie giftig sind. Giftige Pflanzen könnten gesammeltes Wasser jedoch kontaminieren.

Das gesammelte Wasser kann einen leichten Geschmack von der Pflanze haben, der – bei ungiftigen Pflanzen – harmlos, aber wahrnehmbar ist.

Die Effizienz hängt stark von den Wetterbedingungen ab, insbesondere von der Sonneneinstrahlung und Temperatur.

Wasser schöpfen

Wasser zu schöpfen ist eine einfache, aber effektive Technik, um Wasser aus flachen Quellen wie Bächen, Teichen oder Pfützen zu sammeln. Dabei werden vorhandene Behälter oder improvisierte Werkzeuge verwendet, um Wasser von Hand zu sammeln.

Schritt-für-Schritt-Anleitung

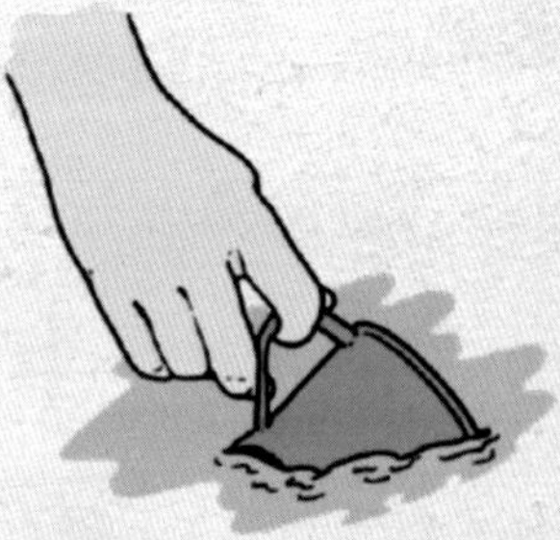

1. Verwende saubere, weithalsige Behälter, um das Wasser möglichst gut aufzufangen.
2. Schöpfe aus fließenden oder sauberen Teilen der Wasserquelle, um die Aufnahme von Schadstoffen zu verringern.
3. Wenn du aus einem schlammigen Gebiet schöpfst, lass das Wasser in einem Behälter absetzen, damit die Sedimente vor der Verwendung absinken können.
4. Sammle das Wasser am frühen Morgen oder späten Abend, wenn es weniger verdunstet.

Wichtig zu beachten!

Gesammeltes Wasser sollte vor dem Trinken immer gereinigt werden, um mögliche Krankheitserreger zu entfernen.

Häufiges Sammeln an demselben kann Gesteinssedimente aufwirbeln, was die Klarheit und Reinheit des Wassers beeinträchtigen kann.

Achte auf die Umgebung, um das Sammeln in verschmutzten Gebieten zu vermeiden.

2.3 Wasserreinigung

Sobald das Wasser gewonnen wurde, ist der nächste wichtige Schritt, dass es sicher zu trinken ist. In diesem Unterkapitel geht es um verschiedene Techniken zur Wasseraufbereitung, vom Abkochen und Destillieren über chemische Behandlungen wie Jod und Chlor bis hin zu Filtersystemen.

Du erfährst, wie wirksam die einzelnen Methoden gegen verschiedene Verunreinigungen wie Bakterien, Viren und Protozoen sind. Wenn du lernst, wie du Wasser richtig reinigst, kannst du schwere Krankheiten verhindern und hast die Gewissheit, dass deine Wasserversorgung unabhängig von der Quelle sicher ist.

Abkochen

Abkochen ist die zuverlässigste Methode zur Wasserreinigung, da sie Krankheitserreger wie Viren, Bakterien und Parasiten effektiv abtötet. Diese Methode erfordert eine Wärmequelle und einen Topf oder Behälter, der hohen Temperaturen standhalten kann. Das Abkochen ist oft unerlässlich, wenn der Verdacht besteht, dass das Wasser verunreinigt ist, besonders nach Naturkatastrophen oder in abgelegenen Gebieten.

Schritt-für-Schritt-Anleitung

1. Bringe das Wasser mindestens eine Minute lang zum Kochen, um sicherzustellen, dass alle Krankheitserreger abgetötet werden.
2. In höheren Lagen sollte die Kochzeit aufgrund der niedrigeren Siedetemperaturen auf drei Minuten verlängert werden.
3. Decke den Topf ab, um die Temperatur zu erhöhen und die Verdunstung zu verringern.
4. Lass das Wasser vor dem Verzehr deutlich abkühlen, um Verbrennungen zu vermeiden.

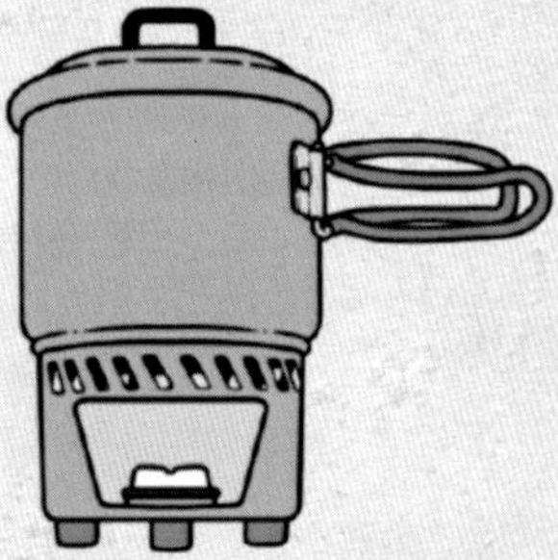

Wichtig zu beachten!

Erfordert eine zuverlässige Wärmequelle, die wertvolle Brennstoffressourcen verbrauchen kann.

Nicht wirksam gegen chemische Verunreinigungen, die eventuell zusätzlich gefiltert werden müssen.

Das Wasser kann fad schmecken – wenn du es zwischen zwei Behältern umgießt, kann sich der Geschmack verbessern.

Chemische Behandlung

Die chemische Aufbereitung von Wasser mit Jod- oder Chlortabletten ist eine leichte Möglichkeit, um Wasser zu reinigen. Im Gepäck sparen sie Platz und sind damit ideal für Krisen. Die Chemikalien reagieren mit dem Wasser und töten Mikroorganismen ab, sodass das Wasser sicher getrunken werden kann.

Schritt-für-Schritt-Anleitung

1. Befolge die Anweisungen des Herstellers bezüglich Dosierung und Wartezeit genau.
2. Schüttle oder rühre das Wasser nach der Zugabe der Chemikalie, um eine gleichmäßige Verteilung zu gewährleisten.
3. Lasse das behandelte Wasser vor dem Trinken mindestens 30 Minuten stehen.
4. Verwende Geschmacksneutralisierungstabletten, falls verfügbar, um den Geschmack nach der Behandlung zu verbessern.

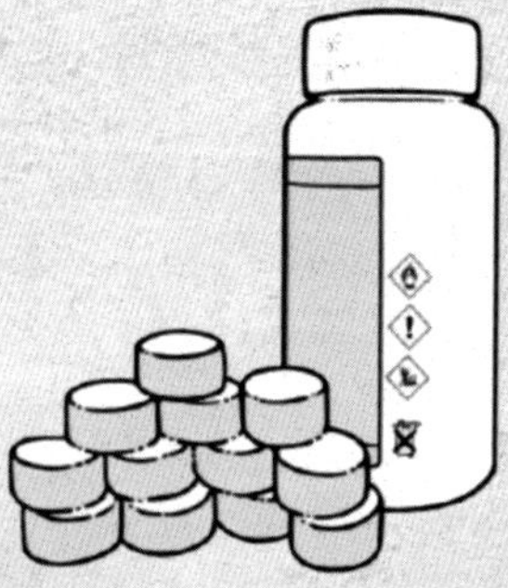

Wichtig zu beachten!

Die Wirksamkeit kann bei kälterem Wasser abnehmen und erfordert eine längere Einwirkzeit.

Nicht alle chemischen Behandlungen sind gegen alle Arten von Krankheitserregern, wie z. B. Kryptosporidien, wirksam.

Manche Menschen reagieren möglicherweise empfindlich auf den Geschmack oder haben Allergien gegen bestimmte Chemikalien.

Filtersysteme

Filtersysteme sind ideal für die Entfernung von Bakterien, Protozoen und manchmal auch Viren aus Wasserquellen. Filter funktionieren, indem sie das Wasser durch Materialien leiten, die Verunreinigungen blockieren, aber sauberes Wasser durchlassen. Sie reichen von Strohhalmfiltern für den persönlichen Gebrauch bis hin zu größeren pumpenbetriebenen Systemen für Gruppeneinrichtungen.

Schritt-für-Schritt-Anleitung

1. Filtere das Wasser vor, um große Partikel zu entfernen, bevor du einen feineren Filter verwendest.
2. Reinige und tausche die Filterelemente regelmäßig aus, um ihre Wirksamkeit zu erhalten.
3. Wähle eine Filtergröße, die für die kleinsten Verunreinigungen in deinem Gebiet geeignet ist.
4. Spüle die Filter rückwärts oder blase sie durch, um festsitzende Verunreinigungen zu entfernen.

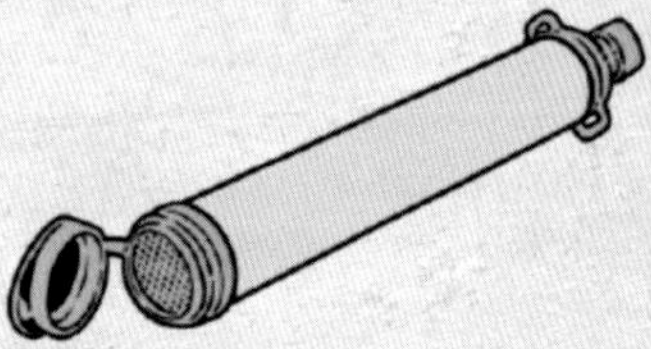

Wichtig zu beachten!

Filter erfordern körperliche Anstrengung und Zeit, die in Krisensituationen sehr knapp sein kann.

Nicht alle Filter sind in der Lage, Viren zu entfernen, die kleiner als Bakterien und Protozoen sind.

Filter können verstopfen, besonders bei trübem Wasser, was ihre Lebensdauer und Wirksamkeit verringert.

UV-Licht-Reinigung

Die UV-Lichtreinigung nutzt ultraviolettes Licht, um Krankheitserreger zu neutralisieren und das Wasser trinkbar zu machen, ohne seinen Geschmack zu verändern. Diese Methode ist effektiv und schnell und eignet sich für kleine Wassermengen. UV-Reiniger sind besonders nützlich in Notfallsets, wenn eine chemische oder thermische Behandlung nicht möglich ist.

Schritt-für-Schritt-Anleitung

1. Vergewissere dich, dass das Wasser vor der Behandlung klar ist. Filtere es vor, um eventuelle Sedimente zu entfernen.
2. Rühre das Wasser während der UV-Bestrahlung um, damit alle Krankheitserreger dem Licht ausgesetzt werden.
3. Befolge die spezifischen Anweisungen des Geräts bezüglich der Behandlungszeit und der Wassermenge.
4. Schütze Augen und Haut vor der direkten Einwirkung des UV-Lichts.

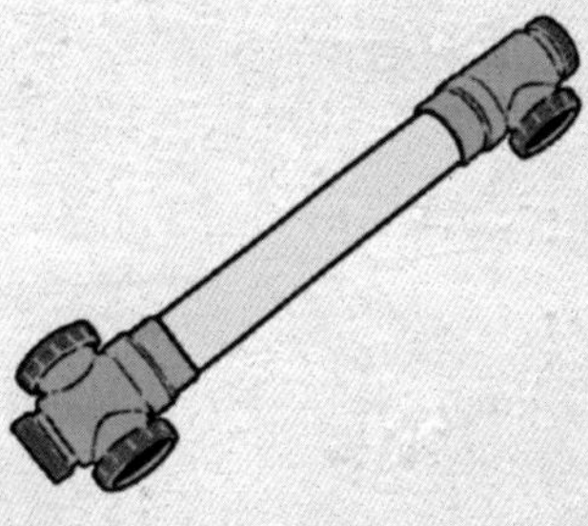

Wichtig zu beachten!

Benötigt Batterien oder eine andere Stromquelle, die nicht immer verfügbar ist.

Nicht wirksam, wenn das Wasser trüb oder gefärbt ist, da das UV-Licht nicht gut eindringen kann.

Es können nur kleine Wassermengen auf einmal behandelt werden, was für größere Gruppen unpraktisch sein kann.

Sand- und Aktivkohlefilter

Einen Sand- und Kohlefilter selbst zu bauen ist eine einfache, aber effektive Methode, um größere Partikel und einige Krankheitserreger aus Wasser zu entfernen. Bei dieser Methode werden Sand und Holzkohle in einem Behälter geschichtet, um ein natürliches Filtersystem zu bilden. Diese Methode ist nicht ganz so effektiv wie moderne Filter, kann aber die Klarheit und Sicherheit des Wassers erheblich verbessern.

Schritt-für-Schritt-Anleitung

1. Schichte feinen und groben Sand, Kies und Holzkohle und Steine in einem Behälter.
2. Wasche alle Materialien vor, um Feinstaub und Verunreinigungen zu entfernen.
3. Tausche die Holzkohle und den Sand regelmäßig aus, um die Filterwirkung zu erhalten.
4. Sammle das gefilterte Wasser in einem sauberen Behälter, um eine erneute Verunreinigung zu vermeiden.

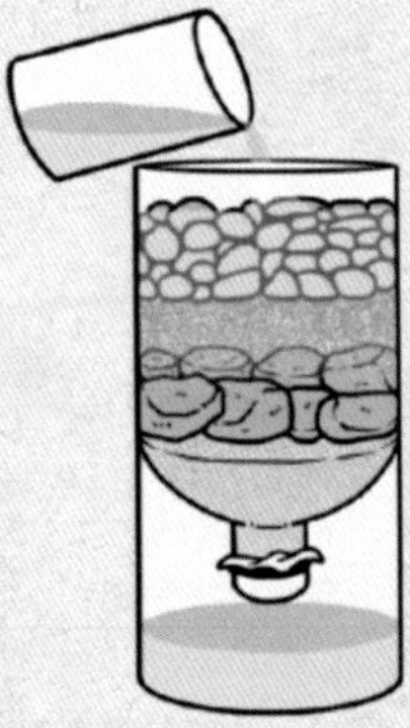

Wichtig zu beachten!

Dieser Filter entfernt keine Viren und einige kleine Bakterien.
Regelmäßige Wartung ist wichtig, um das Wachstum von Krankheitserregern im Filter zu verhindern.
Die Wirksamkeit kann je nach den verwendeten Materialien und der Konstruktion des Filters stark variieren.

2.4 Wasser sicher aufbewahren

Die sichere Aufbewahrung von Wasser ist wichtig, um seine Qualität langfristig zu erhalten. Deshalb erfährst du im Folgenden, wie du Wasser am besten lagerst – von der Wahl der richtigen Behälter bis hin zu den Bedingungen, die die Reinheit des Wassers erhalten.

Du erfährst, wie du Verunreinigungen während der Lagerung verhindern kannst, und erhältst Tipps zur Sauberkeit und Platzierung der Behälter. Wenn du weißt, wie du Wasser effektiv lagerst, kannst du sicher sein, dass du einen zuverlässigen Vorrat hast, wenn du ihn brauchst – besonders in Situationen, in denen der Zugang zu Wasser begrenzt oder unsicher ist.

Saubere Gefäße

Die sichere Lagerung von Wasser beginnt mit der Verwendung von sauberen Behältern. Es ist wichtig, dass die Behälter vor der Verwendung desinfiziert werden, um zu verhindern, dass Verunreinigungen in gesammeltes Wasser gelangen. Dies ist in Krisensituationen, in denen das Immunsystem durch Stress, Müdigkeit oder schlechte Ernährung bereits geschwächt sein kann, besonders wichtig.

So gehst du vor

Sterilisiere die Behälter vor dem ersten Gebrauch mit kochendem Wasser oder einer Bleichlösung.

Verwende nur Behälter, die für die Lagerung von Lebensmitteln und Wasser vorgesehen sind, um ein Auslaugen von Chemikalien zu vermeiden.

Halte die Deckel fest verschlossen, um das Eindringen von Insekten oder Verunreinigungen zu verhindern.

Untersuche die Behälter regelmäßig auf Risse oder Lecks, die die Wasserqualität beeinträchtigen könnten.

Was es zu beachten gilt

Kunststoffbehälter können sich mit der Zeit zersetzen – vor allem, wenn sie dem Sonnenlicht ausgesetzt sind – und so schädliche Chemikalien freisetzen.

Vergewissere dich, dass in den Behältern zuvor keine schädlichen Stoffe gelagert wurden.

Achte auf das Material des Behälters, denn manche können den Geschmack und die Qualität des Wassers mit der Zeit verändern.

Kühle, schattige Orte

Der Lagerort spielt eine wichtige Rolle für die Sicherheit und des Wassers. Es sollte in kühlen, schattigen Bereichen gelagert werden, um das Wachstum von Algen und anderen Mikroorganismen zu verhindern. Hitze und Licht können das Wachstum von Bakterien fördern und chemische Reaktionen im gelagerten Wasser hervorrufen, die zu einer Verunreinigung führen.

So gehst du vor

Lagere Wasserbehälter z. B. in Kellern, wo die Temperaturen konstant niedriger sind.

Stelle Wasserbehälter nicht in der Nähe von Chemikalien, Brennstoffen oder Abfällen auf, um Verunreinigungen zu vermeiden.

Verwende isolierte Abdeckungen, um das Wasser vor Temperaturschwankungen zu schützen.

Wechsle den Lagerort regelmäßig, um zu vermeiden, dass das Wasser über längere Zeit potenziellen Umweltverschmutzungen ausgesetzt ist.

Was es zu beachten gilt

Hohe Temperaturen können die Verschlechterung der Wasserqualität beschleunigen.

UV-Licht kann das Algenwachstum fördern, wenn die Behälter lichtdurchlässig sind.

Das Wasser muss in einem Notfall schnell erreichbar, sein Lagerort also gut zugänglich sein.

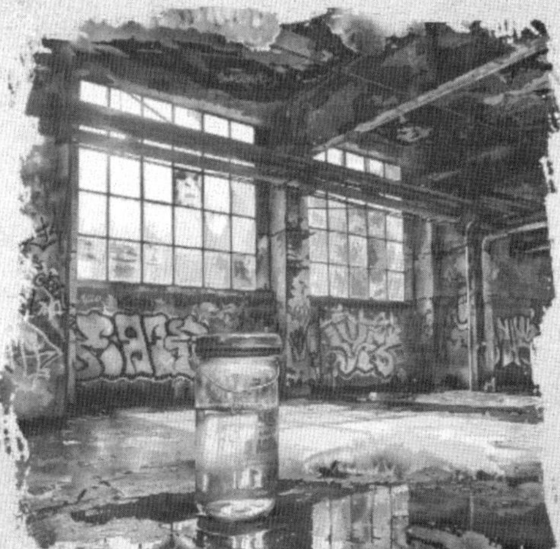

Regelmäßiges Austauschen

Ein regelmäßiger Wechsel des gelagerten Wassers ist wichtig, um Frische und Brauchbarkeit zu gewährleisten. Selbst richtig gelagertes Wasser kann mit der Zeit einen unangenehmen Geschmack entwickeln oder durch mikroskopisch kleine Umweltfaktoren verunreinigt werden. Das Austauschen deines Wasservorrats hilft, diese Risiken zu minimieren und den Vorrat an sauberem Wasser aufrechtzuerhalten.

So gehst du vor

Kennzeichne die Behälter mit dem Datum der Einlagerung und wechsle sie alle sechs Monate aus.

Verwende älteres Wasser für andere Zwecke, z. B. zum Waschen oder Reinigen, und ersetze es durch frisch gereinigtes Wasser.

Überprüfe das Wasser sensorisch (Aussehen, Geruch, Geschmack), bevor du es verwendest, und kippe alles weg, was dir verdächtig erscheint.

Führe Aufzeichnungen über den Wasserwechsel, um systematisch vorzugehen.

Was es zu beachten gilt

Nutze während des Wasserwechsels die Gelegenheit, die Behälter zu reinigen und zu desinfizieren.

Seltener Wechsel des Wassers kann zu Verunreinigung führen.

Der Häufigkeit des Wechsels und die Verwendung müssen an Klima und Lagerbedingungen angepasst werden.

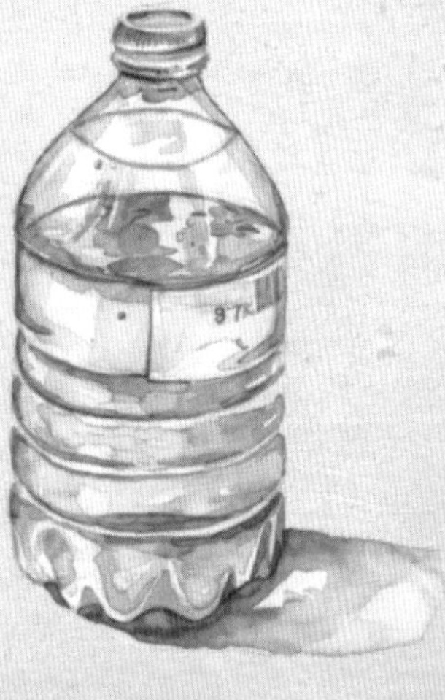

Verwendung von Zusatzstoffen

Bei langfristiger Lagerung kann die Sicherheit des Wassers durch die Verwendung von Zusatzstoffen wie Chlorbleiche verbessert werden. Diese Zusätze helfen, das mikrobielle Wachstum einzudämmen und stellen sicher, dass das Wasser auch über längere Zeiträume sicher zu trinken ist.

So gehst du vor

Gib eine kleine Menge unparfümierte Chlorbleiche hinzu (etwa vier Tropfen pro Liter Wasser), bevor du den Behälter verschließt.

Rühre oder schüttle das Wasser nach der Zugabe des Bleichmittels, um sicherzustellen, dass es gut vermischt ist.

Warte nach der Behandlung mindestens 30 Minuten, bevor du das Wasser verwendest, damit die Chemikalie einwirken kann.

Überprüfe regelmäßig die Wirksamkeit der Bleiche oder anderer Zusatzstoffe, da sie sich mit der Zeit abbauen können.

Was es zu beachten gilt

Bleichmittel sollte nicht in zu großen Mengen verwendet werden, da es dann schädlich sein kann.

Der Geschmack des Wassers kann durch Zusatzstoffe beeinträchtigt werden, was du mildern kannst, indem du das Wasser vor dem Trinken einige Zeit der Frischluft aussetzt.

Manche Menschen können empfindlich auf die als Zusatzstoffe verwendeten Chemikalien reagieren. Dann können alternative Methoden wie die Bestrahlung mit UV-Licht erforderlich sein.

2.5 Verunreinigungen erkennen

Um Gesundheitsrisiken zu vermeiden, ist es wichtig, verunreinigtes Wasser vor der Verwendung zu als solches erkennen. Dieses Unterkapitel befasst sich mit den verschiedenen Indikatoren und Testmethoden, mit denen du feststellen kannst, ob das Wasser für den Konsum sicher ist.

Du lernst die physikalischen, chemischen und biologischen Anzeichen für verunreinigtes Wasser kennen und erfährst, wie du tragbare Test-Kits und andere Hilfsmittel zur Beurteilung der Wasserqualität einsetzen kannst. Dieses Wissen kann lebensrettend sein, besonders wenn du dich in unbekannten oder gefährdeten Gebieten bewegst, in denen die Wasserqualität nicht garantiert werden kann.

Visuelle Indikatoren

Oft erkennt man verunreinigtes Wasser schon mit den eigenen Augen. Trübes Wasser, schwimmende Ablagerungen oder Anzeichen von Algenblüten können auf einen hohen Gehalt an Schadstoffen oder Mikroorganismen hinweisen. Klares Wasser ist nicht unbedingt sicher, aber sichtbare Verunreinigungen sind ein sicheres Zeichen dafür, dass das Wasser vor der Verwendung behandelt werden muss.

- Achte auf Trübungen oder Schwebeteilchen – sie können auf Sedimente oder Mikroorganismen hindeuten.
- Beobachte die Farbe des Wassers. Jede ungewöhnliche Färbung kann ein Hinweis auf eine Verunreinigung sein.
- Achte auf Schaum oder Ölfilme auf der Oberfläche, die von industriellen Einleitungen herrühren können.
- Untersuche das Gebiet um die Wasserquelle auf abgestorbene Pflanzen oder Tiere, die auf giftige Substanzen hinweisen könnten.
- Manche Schadstoffe wie Pestizide oder Schwermetalle verändern das Aussehen des Wassers nicht. So kann klares Wasser dennoch gelöste Schadstoffe enthalten, die mit dem Auge nicht sichtbar sind.
- Um die Wasserqualität genau zu beurteilen, sind regelmäßige Probenahmen und Tests erforderlich – für die häufig keine Zeit bleibt, vor allem, wenn du nicht lange an einem Ort bleibst.

Geruch und Geschmack

Auch Geruch und Geschmack des Wassers sind Indikatoren für seine Qualität. Ein chemischer oder metallischer Geruch kann auf industrielle Schadstoffe hindeuten, während ein Geruch nach faulen Eiern auf eine bakterielle Verunreinigung hinweisen kann. Ebenso kann ein ungewöhnlicher Geschmack ein Hinweis auf gefährliche Substanzen sein.

- Rieche am Wasser, bevor du es trinkst. Ein starker Geruch kann auf eine Verunreinigung hinweisen.
- Nimm einen kleinen Schluck, um den Geschmack zu testen, bevor du es ganz trinkst (spucke es sofort aus, wenn es schlecht schmeckt).
- Achte auf einen Nachgeschmack, der durch einige Chemikalien ausgelöst werden kann.
- Vergleiche den Geschmack des Wassers nach Möglichkeit mit einer bekannten sauberen Quelle.
- Einige Verunreinigungen können geruchs- und geschmacksneutral sein, z. B. bestimmte Pestizide oder Schwermetalle.
- Die menschlichen Sinne sind nicht unfehlbar, und einige giftige Verunreinigungen können keinen wahrnehmbaren Geruch oder Geschmack erzeugen.
- Sich ausschließlich auf sensorische Wahrnehmungen zu verlassen, kann irreführend sein und kann eine ordnungsgemäße chemische Untersuchung nicht ersetzen.

Bewertung der Quelle

Um die Sauberkeit einer Wasserquelle zu beurteilen, müssen die Umgebung und potenzielle vorgelagerte Aktivitäten berücksichtigt werden. Quellen in der Nähe von Landwirtschafts-, Industrie- oder Wohngebieten sind anfälliger für Verunreinigungen durch Abflüsse, Abwässer und andere Schadstoffe.

- Recherchiere, wie das Land um die Quelle herum genutzt wird und früher genutzt wurde.
- Halte Ausschau nach möglichen Verschmutzungsquellen in der Nähe, z. B. Fabriken, Bergwerke oder landwirtschaftliche Betriebe.
- Beobachte das Verhalten und die Gesundheit der örtlichen Tierwelt als Indikator für die Umweltqualität.
- Berücksichtige die geografische Lage des Gebiets. Höher gelegene Gebiete sind in der Regel weniger anfällig für die Ansammlung von Schadstoffen.
- Starke Regenfälle können die Verschmutzung eines Gewässers vorübergehend erhöhen.
- Die Wasserqualität kann sich nach Ereignissen wie Überschwemmungen oder Verschüttungen schnell verändern.
- Sind nie wilde Tiere in der Nähe zu sehen, kann das auf eine schlechte Wasserqualität hinweisen.

3. Unterkünfte

Der Sturm braut sich zusammen und der einst klare Himmel ist jetzt eine Decke aus bedrohlichen Wolken. Der Wind nimmt zu und rauscht mit einer kalten, bedrohlichen Dringlichkeit durch die Bäume. Du bist allein, die Dunkelheit droht und die Wildnis um dich herum scheint unendlich, unbesiegbar. Du bekommst Angst. Angst, die du dir ungern eingestehst, aber Angst, die zweifelsfrei da ist. In diesem Moment ist ein Unterschlupf nicht nur ein simpler Trost, sondern eine wahre Barriere zwischen dir und der umbarmherzigen Welt da draußen.

Deine Unterkunft ist deine persönliche Festung in der rauen Natur. Sie schützt dich vor der beißenden Kälte, dem strömenden Regen und der brennenden Hitze. Sie kann ganz einfach sein – wie ein Unterstand aus Ästen – oder superkomplex – wie eine isolierte Hütte, die du aus dem gebaut hast, was dir die Natur dafür gab.

Stell dir nur einmal dein Selbstvertrauen vor, wenn du weißt, dass du überall einen sicheren Unterschlupf errichten kannst, indem du nur die Materialien verwendest, die die Natur bereitstellt, und die Fähigkeiten, die du dir angeeignet hast.

Dieses Kapitel gibt dir einen tiefen Einblick in die grundlegenden Fertigkeiten beim Bau von Unterkünften. Von der Auswahl des idealen Standorts über die besten Materialien bis hin zur Beherrschung verschiedener Bautechniken lernst du, wie du einen Unterschlupf bauen kannst, der ein echter Zufluchtsort ist. Du brauchst sofort Schutz, weil das Wetter ganz plötzlich umgeschlagen ist? Oder du möchtest länger an einem Ort bleiben, weil du glaubst, hier in Sicherheit zu sein vor dem, was die Krise ausgelöst hat? Für alle Situationen gibt es eine passende Lösung, um dich sicher unterzubringen. Beginne mit dem Bau deines Unterschlupfs, der dir das bisschen Halt gibt, nach dem du so sehr zehrst.

3.1 Wahl eines geeigneten Ortes

Die Wahl des richtigen Standorts für einen Unterschlupf ist genauso wichtig wie der Bau selbst. Nachfolgend erfährst du, wie du verschiedene Umgebungen beurteilst, um den am besten geeigneten Ort für deine Unterkunft zu finden. Faktoren wie Witterungseinflüsse, die Nähe zu Wasserquellen und die Sicherheit vor Gefahren sind dabei ausschlaggebend.

Du erfährst, wie du das Gelände auf Überschwemmungsgefahren, Windeinwirkung und Wildtieraktivitäten untersuchen kannst. Ziel ist es, einen Standort zu wählen, der natürlichen Schutz und Vorteile bietet und so wenig Energie und Ressourcen wie möglich benötigt, um das Gebiet zu sichern. Mit diesem Wissen kannst du schnell und effizient strategische Entscheidungen treffen und so deine Überlebenschancen verbessern.

Gefahrenvermeidung

Bei der Auswahl eines sicheren Standorts ist es wichtig, natürliche Gefahren zu vermeiden, die die Unversehrtheit der Unterkunft beeinträchtigen oder die Bewohner gefährden könnten. Eine gründliche Bewertung und das Verständnis von Risiken sind unerlässlich, um einen potenziell lebensbedrohlichen Fehler bei der Wahl deines Unterkunftsstandorts zu vermeiden.

Schritt-für-Schritt-Anleitung

1. Untersuche den Standort sorgfältig auf Anzeichen von Steinschlag oder Erdrutschen.
2. Achte über dir auf tote Äste oder schwache Baumstrukturen, die einstürzen könnten.
3. Untersuche den Boden auf Anzeichen von Überschwemmungen, wie z. B. Geröll- und Schlammablagerungen.
4. Vermeide Wege, die von Tieren stark genutzt werden, um Begegnungen mit Wildtieren zu vermeiden.

Worauf du achten solltest

- Wetterveränderungen, die evtl. Gefahren auslösen könnten
- Schwierigkeit, spontan einen neuen Standort zu finden, wenn die ursprüngliche Wahl unsicher wird
- Nähe zu wichtigen Ressourcen bei gleichzeitiger Einhaltung eines sicheren Abstands zu potenziellen Gefahren

Effiziente Platzierung

Die Ausrichtung eines Unterschlupfes kann deinen Komfort und deine Sicherheit stark beeinflussen, besonders in extremen Klimazonen. Eine effektive Platzierung des Unterschlupfes erfordert ein Verständnis für die Dynamik der Umgebung, einschließlich Windmuster, Sonneneinstrahlung und natürlicher Schutzbarrieren.

Schritt-für-Schritt-Anleitung

1. Beobachte die Richtung, aus der der Wind hauptsächlich weht, und platziere den Unterstand entsprechend.
2. Berücksichtige den Lauf der Sonne, um in kalten Jahreszeiten das Beste aus der Sonne herauszuholen und in wärmeren Jahreszeiten Schatten zu haben.
3. Nutze natürliche Landformationen wie Hügel oder Täler, um dich vor Wind und Kälte zu schützen.
4. Stelle den Unterstand so auf, dass er die Morgensonne zum Wärmen und Trocknen des Taus nutzt.

Worauf du achten solltest

- Saisonale Schwankungen der Sonnen- und Windverhältnisse
- Auswirkungen der Lage des Unterstandes auf potenzielle Rettungssignale
- Abwägen zwischen der Sonneneinstrahlung und der Notwendigkeit eines ausreichenden Schattens oder einer Isolierung

Verfügbarkeit von Ressourcen

Die Lage eines Unterschlupfes im Verhältnis zu den benötigten Ressourcen entscheidet nicht nur über die Leichtigkeit des Aufbaus, sondern auch über die langfristige Überlebensfähigkeit des Standortes. Die effiziente Nutzung von Materialien wie Holz, Wasser und Nahrungsquellen in der Nähe ist von entscheidender Bedeutung.

Schritt-für-Schritt-Anleitung

1. Untersuche das Gebiet auf reichlich vorhandene natürliche Baumaterialien wie Holz und Stein.
2. Vergewissere dich, dass es in der Nähe eine zuverlässige Wasserquelle gibt, zu der du nicht weit laufen musst.
3. Prüfe, ob Isoliermaterial wie Blätter oder Moos vorhanden ist.
4. Finde mögliche Nahrungsquellen in der Nähe.

Worauf du achten solltest

- Nachhaltigkeit der Ressourcennutzung im Laufe der Zeit
- Energie, die mit dem Sammeln und Transportieren von Materialien verbunden ist
- Konkurrenz mit der lokalen Tierwelt um die Ressourcen

Vorteile der Umgebung nutzen

Die Nutzung der natürlichen Gegebenheiten des Geländes kann beim Bau von Unterkünften erhebliche Vorteile bringen. Merkmale wie natürliche Vertiefungen, Felsüberhänge oder dichter Baumbewuchs können den Unterschlupf verbessern, indem sie natürlichen Schutz und strukturelle Vorteile bieten.

Schritt-für-Schritt-Anleitung

1. Finde natürliche Vertiefungen, die Windschutz bieten und weniger Energie zum Heizen benötigen.
2. Nutze Felsüberhänge als Teil der Unterkunftsstruktur, um das Dach direkt abzustützen.
3. Wähle ein erhöhtes Gelände, um Probleme mit Überschwemmungen und Feuchtigkeit zu vermeiden.
4. Integriere vorhandene natürliche Strukturen wie umgestürzte Bäume in die Konstruktion des Unterstandes.

Worauf du achten solltest

- Langfristige Stabilität der verwendeten natürlichen Elemente
- Möglichkeit, dass sich das Gelände unter extremen Wetterbedingungen verändert.
- Leichte Flucht oder Evakuierung aus dem Schutzraum, falls erforderlich.

3.2 Natürliche Unterstände

Die Natur bietet oft ihre eigenen Unterschlüpfe, die mit minimalem Zutun genutzt werden können. Dieses Unterkapitel befasst sich mit verschiedenen Arten von natürlichen Schutzräumen wie Höhlen, Überhängen und dichtem Laub. Du lernst, wie du diese natürlichen Formationen erkennen und effektiv nutzen kannst, damit sie dir mit minimalem Aufwand maximalen Schutz bieten.

Es ist wichtig zu wissen, wie man diese natürlichen Unterschlüpfe für mehr Komfort und Sicherheit ausbauen kann, ohne die Umwelt stark zu belasten. Dieser Ansatz spart nicht nur Zeit und Energie, sondern fügt sich auch harmonischer in die Wildnis ein. So hast du eine Bleibe für die Nacht und kannst dich idealerweise sogar ein wenig wohlfühlen.

Angelehnter Holzunterstand

Einer der einfachsten Unterstände, der schnell und mit wenigen Mitteln aufgebaut werden kann. Er schützt vor Wind und Regen und kann aus Ästen, Blättern und anderen natürlichen Materialien gebaut werden, die in den meisten Wäldern zu finden sind. Dieser Unterstand ist ideal für Situationen, in denen es auf Schnelligkeit und Einfachheit ankommt.

Schritt-für-Schritt-Anleitung

1. Suche nach zwei starken, eng beieinander stehenden Bäumen oder einem einzelnen Baum mit einem stabilen horizontalen Ast.
2. Sammle lange, gerade Äste, um ein Gerüst für den Unterstand zu schaffen.
3. Sammle kleinere Äste, Blätter und Abfälle, um die Konstruktion abzudecken.
4. Wähle einen Standort, an dem die Rückseite des Unterschlupfs dem vorherrschenden Wind zugewandt ist.

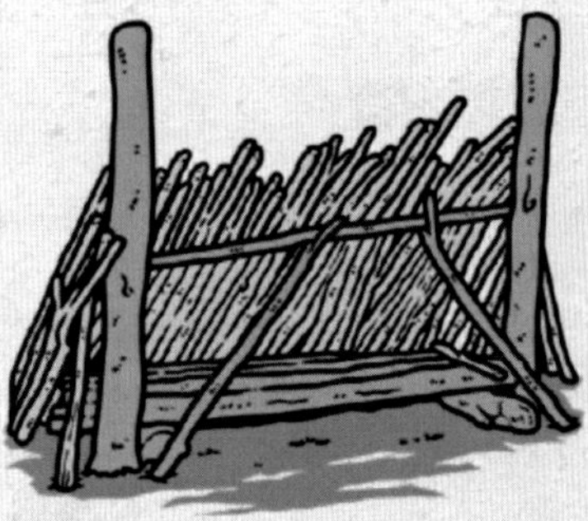

Wichtig zu beachten!

Achte darauf, dass die Konstruktion stabil ist und zusätzliches Isoliermaterial tragen kann.

Berücksichtige die Windrichtung und mögliche Wetterveränderungen.

Der Winkel des Daches sollte steil genug sein, um Regen effektiv abzuleiten.

Laub- und Schutthütte

Diese Art von Unterschlupf eignet sich am besten für bewaldete Gebiete, in denen es viel Laub, Äste und anderes Gerümpel gibt. Die kompakte Größe und die isolierenden Eigenschaften der Materialien machen die Hütte zum idealen Unterschlupf, um die Körperwärme bei Kälte zu erhalten.

Schritt-für-Schritt-Anleitung

1. Wähle einen langen, stabilen Ast aus, der als Giebel dient, und stütze ihn auf einen Baumstumpf oder klemme ihn zwischen zwei Äste.
2. Sammle eine große Menge an kleinen Ästen, Blättern und Waldabfällen.
3. Schichte diese über dem Giebel auf, um einen geschlossenen Raum zu schaffen, der dick genug ist, um eine gute Isolierung zu bieten.
4. Wähle einen geschützten Ort, fernab von starken Winden und Wasserläufen.

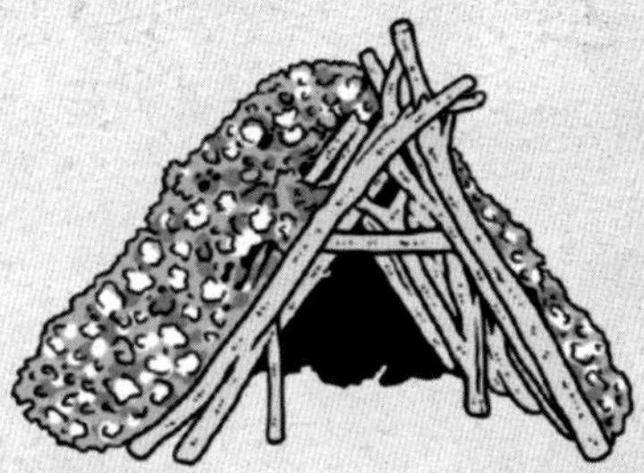

Wichtig zu beachten!

Die Dicke und Kompaktheit des Schutts sind entscheidend für die Isolierung.
Der Eingang sollte klein sein, um die Wärme möglichst gut zu speichern.
Gesammelter Schutt und Laub müssen auf Insekten und Kleintier untersucht werden, um böse Überraschungen zu vermeiden.

Schneehöhle

In verschneiten Umgebungen kann eine Schneehöhle hervorragend Isolierung und Schutz bieten. Dieser Unterschlupf wird direkt in den tiefen Schnee gebaut und nutzt seine natürlichen Isoliereigenschaften, um Wärme zu halten. Schneehöhlen sind am effektivsten bei stabilen, tiefen Schneeverhältnissen und benötigen dichten Schnee, um sicher und effektiv zu sein.

Schritt-für-Schritt-Anleitung

1. Finde Gebiete mit tiefem, stabilem Schnee, am besten fernab von potenziellen Lawinengebieten.
2. Grabe dich mit Werkzeugen oder den Händen in den Schnee, um einen Eingang zu schaffen, der nach oben in die Hauptkammer führt.
3. Hebe eine Schlafplattform aus, die höher als der Eingang liegt, damit sich keine kalte Luft im Inneren festsetzen kann.
4. Achte darauf, dass die Wände glatt und kuppelförmig sind, um Stärke und Stabilität zu gewährleisten.

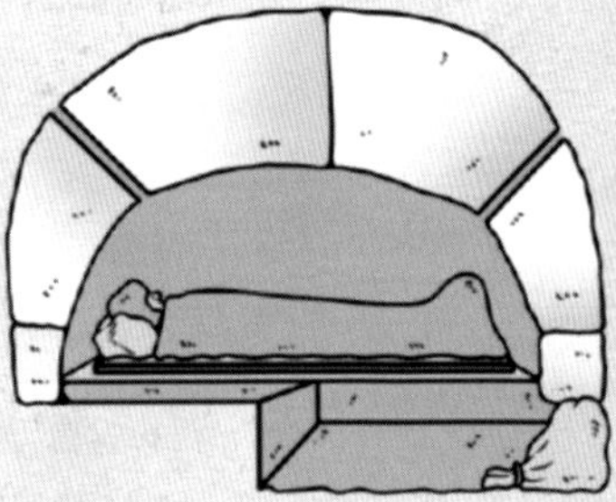

Wichtig zu beachten!

Die Belüftung ist wichtig, damit du nicht erstickst – mindestens ein kleines Luftloch im Dach ist notwendig.
Überprüfe regelmäßig die Stabilität des Schnees, um einen Einsturz zu verhindern.
Achte auf die Gefahr der Kohlenmonoxidbildung, wenn du im Inneren Öfen oder Kerzen benutzt.

Baumhöhle

In bewaldeten, verschneiten Gebieten nutzt die Baumhöhle die natürliche Schneemulde, die sich um die Basis großer Bäume bildet. Diese Art von Unterschlupf lässt sich schnell ausheben und bietet dank der natürlichen Wärme des Baumes eine gute Isolierung. Sie ist besonders nützlich in dichten Wäldern, wo die Schneehöhe variieren kann.

Schritt-für-Schritt-Anleitung

1. Suche einen großen Baum, um dessen Fuß sich eine große Menge Schnee angesammelt hat.
2. Grabe den Schnee um den Baum herum aus, um eine Grube zu schaffen.
3. Decke die Grube mit Ästen oder einer Plane ab, um sie zu isolieren und vor Wind zu schützen.
4. Achte darauf, dass der Platz groß genug ist, um dich unterzubringen, aber klein genug, um die Wärmeeffizienz zu erhalten.

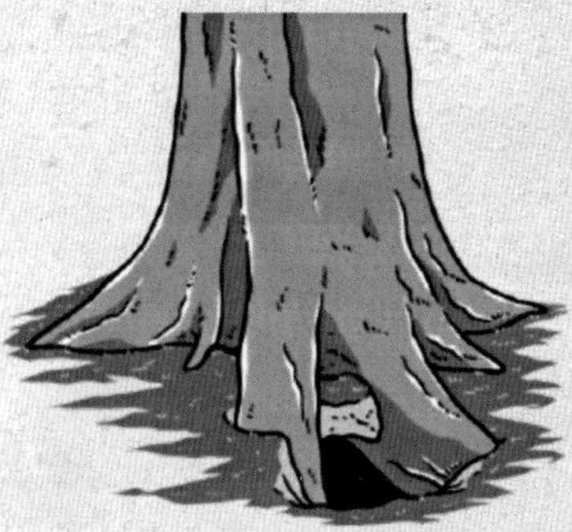

Wichtig zu beachten!

Vermeide Bäume, die Anzeichen von Schwäche oder Krankheit zeigen, da sie Äste abwerfen könnten.
Achte auf Wildtiere, die diese natürlichen Vertiefungen ebenfalls nutzen könnten.
Regelmäßige Kontrolle der Schneestabilität um den Unterstand herum ist notwendig, um die Sicherheit zu gewährleisten.

3.3 Material für Unterstände

Künstlich hergestellte Materialien bieten oft robustere und zuverlässigere Schutzmöglichkeiten als natürliche. Auf den kommenden Seiten erfährst du, wie Materialien wie Planen, Plastikfolien und sogar zweckentfremdete Rettungsdecken verwendet werden können, um effektive Unterschlüpfe zu bauen.

Du erfährst, wie du diese Materialien einsetzen kannst, wie du sie sicher befestigst und wie du sie mit natürlichen Elementen kombinierst, um einen Unterschlupf zu bauen, der Wind und Wetter standhält. Dieser Abschnitt wird deine Fähigkeit verbessern, dich anzupassen und verfügbare Ressourcen zu nutzen, was natürlich genau dann unglaublich wertvoll ist, wenn die Krise dich vor unvorhersehbare Herausforderungen stellt.

Tarp

Tarps sind aufgrund ihrer Langlebigkeit und ihrer Wasserdichte eines der vielseitigsten und wichtigsten Materialien für Unterschlüpfe. Mit ihnen lassen sich verschiedene Unterkünfte bauen, von einfachen Überdachungen bis hin zu komplexeren geschlossenen Konstruktionen. Tarps sind relativ leicht und damit ideal für dein Survival-Kit.

Schritt-für-Schritt-Anleitung

1. Hänge das Tarp über einen langen Ast oder zwischen zwei Bäume, um einen einfachen Unterstand zu bauen.
2. Sichere die Ecken und Kanten – die den Boden berühren müssen – mit Steinen oder Holzpflöcken, um die Plane gegen Wind zu verankern.
3. Wenn möglich, verwende zusätzliche Planen, um Bodenabdeckungen oder Windbarrieren zu schaffen.
4. Sorge dafür, dass Wasser abfließen kann und sich nicht staut.

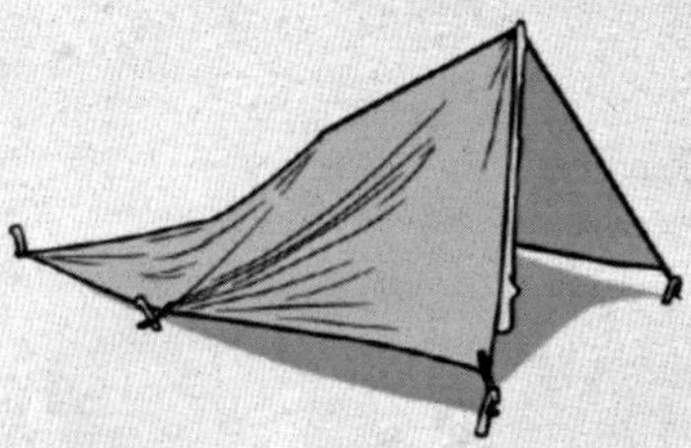

Wichtig zu beachten!

Überprüfe die Umgebung vor dem Aufstellen des Tarps auf scharfe Gegenstände, die es durchstechen könnten.

Achte darauf, dass das Tarp straff gespannt ist, damit es nicht flattert, was das Material mit der Zeit schwächen kann.

Achte auf die Farbe und das Material des Tarps, um es zu tarnen oder Wärme zu reflektieren.

Überprüfe die Umgebung auf natürliche Hilfe, die die Stabilität und Effektivität der Plane verbessern könnten.

Rettungsdecken

Rettungsdecken bestehen aus wärmereflektierenden, dünnen Kunststofffolien. Sie dienen in erster Linie dazu, die Körperwärme zu speichern, können notfalls aber auch in Unterkünfte integriert werden, um die Wärme eines Feuers zu reflektieren oder den Wärmeverlust im Inneren der Unterkunft zu verringern.

Schritt-für-Schritt-Anleitung

1. Lege sie auf das Innendach oder die Wände der Unterkunft, um die Körperwärme zurück zum Bewohner zu reflektieren.
2. Lege sie unter das Fundament der Unterkunft, um die Bodenkälte vom Schlafbereich wegzuleiten.
3. Kombiniere sie mit anderen Isoliermaterialien, um den Wärmeschutz zu erhöhen.

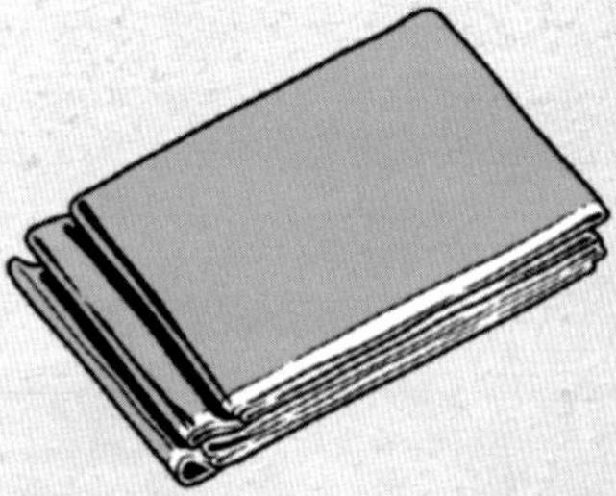

Wichtig zu beachten!

Rettungsdecken können laut sein und reißen leicht, so dass sie vorsichtig behandelt werden müssen.
Sie sollten strategisch so platziert werden, dass sie die Wärme möglichst lange halten, ohne zu schmelzen oder ein Feuer zu verursachen.
Achte bei der Verwendung von Rettungsdecken auf die Belüftung, um die Bildung von Kondenswasser zu vermeiden.
Pflege sie gut, damit du sie mehrfach verwenden kannst.

Paracord

Paracord ist ein äußerst starkes, leichtes Nylonseil, das ursprünglich für Fallschirme verwendet wurde. Es ist unentbehrlich für den Bau von Unterkünften, da es zum Sichern von Strukturen, zum Hochziehen von Lebensmitteln und sogar zum Erzeugen von Rettungssignalen verwendet werden kann.

Schritt-für-Schritt-Anleitung

1. Binde Äste mit Paracord zusammen, wenn du das Gerüst einer Unterkunft baust.
2. Baue einen Giebel für Tarps oder Plastikplanen für Unterstände.
3. Teile das Paracord, um die inneren Stränge für feinere Bindungen zu verwenden, z. B. zum Sichern von Schutzabdeckungen.
4. Nutze das Paracord, um Gegenstände hoch aufzuhängen, z. B. Lebensmittel oder Ausrüstung, um sie vor wilden Tieren zu schützen.

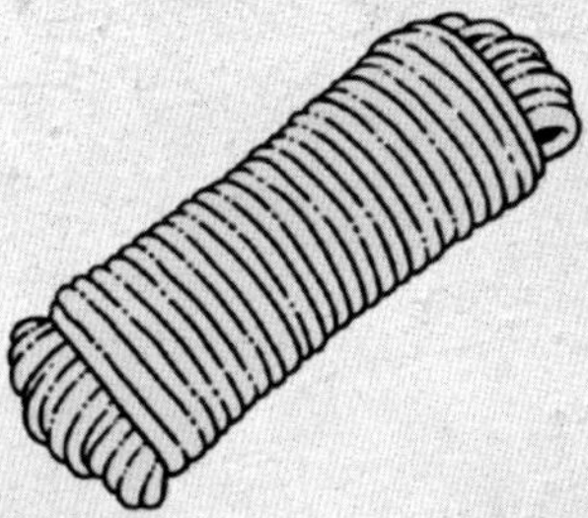

Wichtig zu beachten!

Achte darauf, dass die Knoten sicher sind, da das Paracord verrutschen kann, wenn es nicht richtig gebunden ist.

Überprüfe regelmäßig die Spannung und den Zustand des Paracords, das Wind und Wetter ausgesetzt ist, und halte es instand.

Achte auf die Belastungsgrenzen, wenn du Paracord für die Struktur einer Unterkunft o. Ä. verwendest.

Bewahre Paracord trocken und sauber auf, um seine Stärke und Verwendbarkeit zu erhalten.

3.4 Konstruktionstechniken

Der Bau einer sicheren, dauerhaften und wetterfesten Unterkunft erfordert bestimmte Techniken. Deshalb geht es hier um die grundlegenden Fertigkeiten, die für den Bau verschiedener Arten von Unterkünften erforderlich sind – von schlicht angelehnten bis hin zu komplexeren Strukturen wie Tipis und Blockhütten.

Du erhältst praktische Einblicke in die Werkzeuge und Methoden, die für den Bau von Unterkünften verwendet werden, wie zum Beispiel das Knüpfen von Knoten, das Herstellen von Rahmen und das Isolieren. Wenn du diese Techniken verstehst, kannst du dafür sorgen, dass dein Unterschlupf nicht nur komfortabel ist, sondern auch den Herausforderungen der Umwelt standhält und dir einen wichtigen Zufluchtsort in der Wildnis bietet.

Sicheres Gerüst bauen

Ein guter Dachstuhl ist die Basis jeder stabilen Unterstandsstruktur. In der Wildnis ist die Fähigkeit, ein stabiles Gerüst aus verfügbaren Materialien wie Ästen und Stämmen zu bauen, entscheidend. Immerhin möchtest du dich, wenn der Krisenmodus ausgerufen wurde, wenigstens noch in den selbst gebauten vier Wänden wohlfühlen.

Wasser aufnehmen

1. Wähle gerade, starke Äste oder Stämme als Basis für ein stabiles Grundgerüst.
2. Verwende Zurrtechniken mit Seilen, Lianen oder Paracord, um die Verbindungen zu sichern.
3. Gestalte das Gerüst so, dass das Gewicht gleichmäßig verteilt wird, mit größeren, schwereren Materialien an der Basis.
4. Wähle Materialien, die haltbar und für die zu erwartenden Wetterbedingungen geeignet sind.

Wichtig zu beachten!

Berücksichtige das Gesamtgewicht, das das Gerüst tragen muss, einschließlich des Gewichts der Materialien zum Abdecken.
Überprüfe regelmäßig die Stabilität, besonders nach schlechtem Wetter.
Achte darauf, dass das Gerüst genügend Höhe und Platz bietet, damit du dich im Inneren des Unterstands bequem bewegen kannst.

Isolierung

Gute Isolierung ist der Schlüssel zu einer angenehmen Innentemperatur deines Unterschlupfs. Hier geht es darum, natürliche Materialien wie Blätter, Gras oder Zweige zu verwenden, um den Unterstand vor dem kalten Boden und den äußeren Einflüssen zu isolieren. Eine wirksame Isolierung hält nicht nur die Wärme zurück, sondern verbessert auch die Energieeffizienz der Unterkunft.

Wasser aufnehmen

1. Sammle reichlich trockenes Isoliermaterial wie Blätter, Tannennadeln oder Moos.
2. Verteile diese Materialien dicht an den Wänden und am Boden des Unterstands.
3. Lege sie übereinander, um Luftlöcher zu schaffen, die den Dämmeffekt verstärken.
4. Bedecke die Isolierung mit wasserfesten Materialien, um sie vor Feuchtigkeit zu schützen.

Wichtig zu beachten!

Achte darauf, dass die Dämmstoffe trocken sind, um Feuchtigkeit im Inneren der Unterkunft zu vermeiden.

Tausche die Dämmung aus, wenn sie sich absetzt oder feucht wird.

Berücksichtige mögliche Brandgefahren, wenn du die Dämmung in der Nähe von Wärmequellen anbringst.

Lege die Materialien sorgfältig aufeinander, um kalte Stellen zu vermeiden und Wärme möglichst lange zu halten.

Wasserabdichtung

Feuchtigkeit fernzuhalten, ist entscheidend für die Effizienz der Unterkunft und deinen Komfort. Es gibt viele künstliche und in der Natur vorkommende Materialien, mit denen du deinen Unterschlupf vor Wasser – und anderen feuchten Launen der Natur – schützen kannst.

Wasser aufnehmen

1. Stelle das Dach in einem steilen Winkel auf, damit das Wasser besser abfließen kann.
2. Überlappe Äste, Blätter und andere natürliche Materialien wie Schindeln, um das Eindringen von Wasser zu verhindern.
3. Bringe Planen oder Plastikfolien unter oder über natürlichen Materialien an, um zusätzlichen Wasserschutz herzustellen.
4. Grabe Entwässerungskanäle um den Unterstand herum, um das Wasser abzuleiten.

Wichtig zu beachten!

Überprüfe die örtlichen Wetterverhältnisse, um dich auf mögliche Niederschläge vorzubereiten.

Stelle sicher, dass alle Abdichtungsmaterialien gegen Wind gesichert sind.

Überprüfe und pflege die Abdichtungsschichten regelmäßig, z. B. nach Stürmen.

Vermeide die Bildung von Kondenswasser im Inneren des Unterschlupfs, indem du beim Abdichten auch auf Atmungsaktivität achtest.

Belüftung

Eine angemessene Belüftung ist entscheidend für die Luftzirkulation und die Vermeidung von Kondenswasser im Inneren der Unterkunft. Dabei kommt es darauf an, Unterstände so zu konstruieren, dass die Luft zirkulieren kann, ohne dass sie Wärme verliert oder schlechtem Wetter ausgesetzt ist. Eine gute Belüftung ist besonders wichtig, wenn in der Unterkunft Feuer zum Heizen oder Kochen verwendet wird.

Wasser aufnehmen

1. Baue eine Lüftungsöffnung an der Oberseite der Unterkunft ein, damit warme Luft (z. B. von Feuer) entweichen kann.
2. Stelle sicher, dass es kleine, kontrollierbare Öffnungen am Boden gibt, um frische Luft hereinzulassen.
3. Gestalte den Eingang oder die Lüftungsöffnungen so, dass sie je nach Wetterlage angepasst werden können.
4. Verwende Materialien, die Luftdurchlässigkeit in den Wänden oder im Dach des Unterstandes ermöglichen.

Wichtig zu beachten!

Positioniere die Lüftungsöffnungen so, dass kein direkter Wind eindringen kann, der die Innentemperaturen senkt.

Überwache die Luftqualität in der Unterkunft, besonders wenn du Feuer oder Öfen benutzt.

Passe die Lüftungsöffnungen je nach Temperatur und Luftfeuchtigkeit an.

Achte auf ein ausgewogenes Verhältnis zwischen Isolierung und Belüftung, um Komfort und Sicherheit zu gewährleisten.

4. Feuer

Die Nacht bricht mit einer klirrenden Kälte herein, die durch deine Knochen sickert. Die Wildnis – von nächtlichem Geflüster erfüllt – hüllt dich in ihre dunkle Umarmung ein. Hier, in der tiefen Stille des Waldes, ist das Feuer deine Wärmequelle, dein Hoffnungsschimmer, dein Herd und dein Beschützer. Ohne Feuer kommt die Kälte immer näher und die Schatten werden immer bedrohlicher.

Dein Feuer entfachst du mit dem Nötigsten, was du sorgfältig in deiner Umgebung gesammelt hast – dem richtigen Zunder, Anzündholz und Brennstoff. Stell dir die Wärme vor, die sich in deinen Fingern ausbreitet, wenn du die ersten Rauchschwaden zauberst oder mit Feuerstein und Stahl einen Funken entzündest. Du beherrscht eine Kunst, die den Menschen seit Jahrtausenden ihre Leben rettet – die nun auch dein Leben rettet.

Aber es geht ja nicht nur darum, dass du es abends vor dem Schlafgehen schön warm haben möchtest. Immerhin befindest du dich in der größten Krise seit Jahrzehnten – da gibt es wahrlich Schlimmeres, als ein bisschen zu frieren.
Aber was ist, wenn du dich verletzt hast und Signale senden musst – in der vagen Hoffnung, dass dir irgendjemand helfen wird? Wenn das Gas in deiner Kartusche leer ist und dein Magen grummelt, weil du seit Tagen nichts gegessen hast?

Wie suchst du den richtigen Ort für dein Feuer aus? Wie zündest du es richtig an? Und was ist eigentlicher dieser »richtige Zunder«, den du brauchst, damit dein Feuer auch ja gut brennt?
Auf den folgenden Seiten lernst du nicht nur, wie du unter verschiedenen Bedingungen Feuer entfachen kannst, sondern auch, wie du sie verantwortungsvoll damit umgehst. Enthülle das Geheimnis, wie du die Geister in der Dunkelheit vertreibst, die du hinter jedem Baum siehst. Und lerne, wie du dir vielleicht doch ein kleines bisschen Komfort in einer Situation schaffst, die ansonsten ausweglos erscheint.

4.1 Feuer vorbereiten

Bevor du einen einzigen Funken erzeugst, ist die richtige Vorbereitung entscheidend. In diesem Unterkapitel erfährst du, wie du die für ein erfolgreich entzündetes Feuer notwendigen Materialien findest und die Feuerstelle richtig vorbereitest. Du lernst, wie du je nach Umgebung das beste Zunder-, Anzünd- und Brennholz auswählst und sammelst.

Du wirst den Feuchtigkeitsgehalt von Holz und die Entflammbarkeit verschiedener Materialien kennen und wissen, wie du sie so anordnest, dass die Luft optimal zirkulieren kann. Diese Vorbereitung erhöht nicht nur die Effizienz deines Feuers, sondern sorgt auch dafür, dass es nachhaltig brennt und du dir für einige Stunden weniger Sorgen machen musst.

Auswahl des Ortes

Die Wahl des richtigen Standorts für ein Feuer gewährleistet sowohl Sicherheit als auch Effizienz. Der ideale Standort minimiert die Auswirkungen auf die Umwelt, vermeidet Naturgefahren und erhöht den Nutzen des Feuers. Die richtige Wahl des Standorts ist daher entscheidend, um Waldbrände zu verhindern und sicherzustellen, dass das Feuer seinen Zweck erfüllt, ohne unbeabsichtigte Folgen zu haben.

Schritt-für-Schritt-Anleitung

1. Suche nach einer flachen, geschützten Stelle, die vor Wind und Feuchtigkeit geschützt ist.
2. Vermeide Gefahren, die von oben kommen: Achte darauf, dass es keine überhängenden Äste oder totes Laub gibt.
3. Wähle einen Platz ohne trockenes Gras, Laub oder andere brennbare Materialien am Boden.
4. Wähle einen Platz in der Nähe einer Wasserquelle für Notfälle und nicht in der Nähe von Zelten oder Ausrüstung.

Was es zu beachten gilt

Achte auf die vorherrschenden Winde, die die Glut verlagern und mitreißen können.

Achte auf saisonale Feuerverbote oder -beschränkungen aufgrund von Zeiten hoher Brandgefahr.

Hinterlasse keine Spuren und störe die Umgebung so wenig wie möglich.

Auswahl des Ortes

Die Wahl des richtigen Standorts für ein Feuer gewährleistet sowohl Sicherheit als auch Effizienz. Der ideale Standort minimiert die Auswirkungen auf die Umwelt, vermeidet Naturgefahren und erhöht den Nutzen des Feuers. Die richtige Wahl des Standorts ist daher entscheidend, um Waldbrände zu verhindern und sicherzustellen, dass das Feuer seinen Zweck erfüllt, ohne unbeabsichtigte Folgen zu haben.

Schritt-für-Schritt-Anleitung

1. Suche nach einer flachen, geschützten Stelle, die vor Wind und Feuchtigkeit geschützt ist.
2. Vermeide Gefahren, die von oben kommen: Achte darauf, dass es keine überhängenden Äste oder totes Laub gibt.
3. Wähle einen Platz ohne trockenes Gras, Laub oder andere brennbare Materialien am Boden.
4. Wähle einen Platz in der Nähe einer Wasserquelle für Notfälle und nicht in der Nähe von Zelten oder Ausrüstung.

So schützt du dich und deine Umwelt:

Achte auf die vorherrschenden Winde, die die Glut verlagern und mitreißen können.

Achte auf saisonale Feuerverbote oder -beschränkungen aufgrund von Zeiten hoher Brandgefahr.

Hinterlasse keine Spuren und störe die Umgebung so wenig wie möglich.

Material sammeln

Das Sammeln der richtigen Materialien für das Entfachen eines Feuers ist genauso wichtig wie das Anzünden selbst. Du kannst sie in drei Kategorien einteilen: Zunder, Anzündholz und Brennstoff. Jedes dieser Materialien spielt eine wichtige Rolle, wenn es darum geht, das Feuer nicht nur zu entfachen, sondern auch aufrechtzuerhalten.

Schritt-für-Schritt-Anleitung

1. Suche nach feinen, trockenen Materialien wie Blättern, Tannennadeln oder Gras, die sich schnell entzünden.
2. Finde kleine Zweige und Stöcke, die sich am Zunder entzünden und die Flamme verstärken können.
3. Wähle größere Holzstücke, die lange brennen, um das Feuer aufrechtzuerhalten.
4. Sortiere deine Materialien vom kleinsten bis zum größten Stück, um das Entfachen des Feuers zu erleichtern.

So schützt du dich und deine Umwelt:

Achte darauf, dass die Materialien trocken sind. Feuchtes Holz brennt nicht gut und erzeugt zu viel Rauch.

Sammle die Materialien vom Boden, anstatt lebende Bäume und Pflanzen zu beschädigen.

Nimm verschiedene Größen von Zunder und Anzündholz, damit sich die Flamme allmählich vergrößert.

Vermeide es, Materialien von bedrohten oder geschützten Arten und Lebensräumen zu verwenden.

Aufbau des Feuerbetts

Der Bau eines richtigen Feuerbetts ist entscheidend für die Sicherheit und Effizienz deines Feuers. Das Feuerbett isoliert das Feuer vom Boden, verhindert, dass es zu feucht oder kalt wird, und hilft, das Feuer effektiver zu kontrollieren. Es dient als Fundament und unterstützt den Verbrennungsprozess, indem es die Wärme speichert und die Luftzufuhr erleichtert.

Schritt-für-Schritt-Anleitung

1. Entferne Müll, Laub und Gras, um den Boden oder das Gestein freizulegen.
2. Falls vorhanden, kreise den Bereich mit Steinen ein, um das Feuer einzudämmen.
3. Schaffe eine leichte Erhöhung, um die Luftzirkulation zu verbessern und den Abfluss zu steuern.
4. Lege eine Schicht Asche oder Sand darunter, um zu isolieren und die Wärme zu speichern.

So schützt du dich und deine Umwelt:

Vermeide torfigen oder sehr trockenen Boden, der unter der Oberfläche Feuer fangen könnte.

Achte darauf, dass das Feuerbett groß genug ist, um das Feuer sicher einzudämmen, aber nicht zu groß, um die Hitze zu zerstreuen.

Stelle das Feuerbett so auf, dass es leicht zu erreichen ist, um Brennmaterial nachzufüllen, aber in sicherer Entfernung von Wanderwegen.

4.2 Anzündtechniken & Werkzeuge

Ein Feuer zu entfachen, ist eine grundlegende Überlebensfähigkeit, für die es viele Methoden gibt. Nun lernst du verschiedene Anzündtechniken kennen – von klassischen Streichhölzern und Feuerzeugen, wie du sie bestimm zu Hause hast, bis hin zu anderen Methoden, mit denen du nicht auf solche Hilfsmittel angewiesen bist, die oft nicht mal richtig funktionieren.

Jede Technik hat ihre eigenen Vorteile und Herausforderungen, und du wirst herausfinden, welche Methoden für verschiedene Szenarien und Umgebungen am besten geeignet sind. Indem du mehrere Techniken beherrschst, verbesserst du deine Anpassungsfähigkeit an die Krise und stellst sicher, dass du in fast jeder Situation ein Feuer entfachen kannst.

Streichhölzer und Feuerzeug

Line	Voraussetzung	Verlässlichkeit	Gewicht
1st Line	Trockenheit	✪✪	20–50 g

Streichhölzer und Feuerzeuge gehören zu den gebräuchlichsten Werkzeugen zum Anzünden eines Feuers und werden wegen ihrer Bequemlichkeit und einfachen Handhabung geschätzt. Sie bieten eine sofortige Flammenquelle und sind auch für Unerfahrene leicht zugänglich und bedienbar. Ihre Wirksamkeit kann jedoch bei Nässe oder Wind beeinträchtigt werden, weshalb die richtige Verwendung und der richtige Schutz wichtig sind.

Schritt-für-Schritt-Anleitung

1. Bewahre sie in einem wasserdichten Behälter auf, damit Feuchtigkeit sie nicht unbrauchbar macht.
2. Benutze deinen Körper oder eine andere Barriere, um die Flamme beim Anzünden vor Wind zu schützen.
3. Halte deinen Zunder bereit, damit er Feuer fängt, sobald die Flamme entsteht.
4. Halte Streichhölzer oder Feuerzeuge beim Anzünden immer von deinem Gesicht und Körper weg.

Feuerstahl und -stein

Line	Voraussetzung	Verlässlichkeit	Gewicht
2nd Line	Geschick	✪✪✪	30–60 g

Feuerstahl und Feuerstein sind eine zuverlässige Methode zum Anzünden von Feuer unter widrigen Wetterbedingungen. Bei dieser Technik werden die Funken genutzt, die durch das Anschlagen eines des Feuerstabs mit einem harten Gegenstand, meist einem Stück Stahl, entstehen, um Zunder zu entzünden. Das erfordert mehr Geschick als Streichhölzer oder Feuerzeuge, ist aber zuverlässig und kann mit der richtigen Technik tausendfach verwendet werden.

Schritt-für-Schritt-Anleitung

1. Halte den Feuerstahl fest in einer Hand und den Anzünder in der anderen.
2. Sorge dafür, dass die Funken direkt auf einen Haufen feinen, trockenen Zunders fallen.
3. Schlage in einem nach unten gerichteten Winkel an, um mehr Funken zu erzeugen.
4. Wiederholte Schläge können notwendig sein, um genug Hitze zu erzeugen, um den Zunder zu entzünden.

Batterie und Stahlwolle

Line	Voraussetzung	Verlässlichkeit	Gewicht
3rd Line	Geschick	✪✪	30–60 g

Die Verwendung einer Batterie mit Stahlwolle ist eine unkonventionelle, aber effektive Notfallmethode zum Anzünden von Feuer. Der elektrische Strom aus der Batterie erhitzt die feinen Fäden der Stahlwolle, sodass sie sich entzündet. Diese Methode kann in Situationen, in denen traditionelle Mittel nicht zur Verfügung stehen, lebensrettend sein.

Schritt-für-Schritt-Anleitung

1. Verteile eine kleine Menge Stahlwolle dünn, um ihre Oberfläche zu vergrößern.
2. Berühre die Batteriepole mit der Stahlwolle, um den Entzündungsprozess zu starten.
3. Sobald die Wolle zu glühen beginnt, gib sie sofort auf deinen vorbereiteten Zunder.
4. Schütze die erste Flamme vor Wind und Feuchtigkeit, bis sie stabil ist.

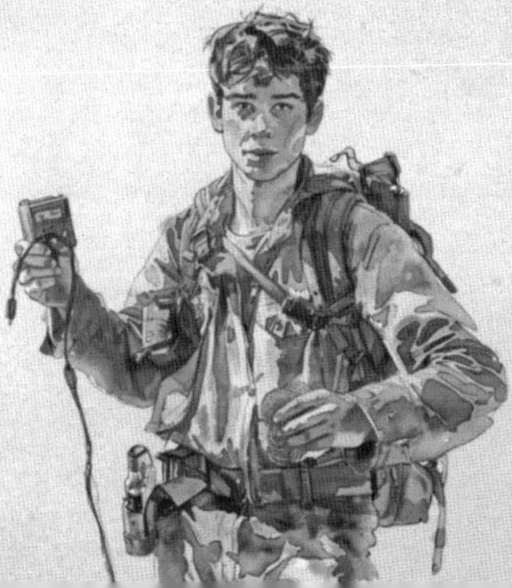

Linsen

Line	Voraussetzung	Verlässlichkeit	Gewicht
2nd Line	Sonnenschein	✪	60–150 g

Linsenbasierte Methoden nutzen die Kraft der Sonne, indem sie das Sonnenlicht mit einer Lupe oder anderen Linsen auf den Zunder bündeln und so genug Hitze erzeugen, um ein Feuer zu entfachen. Diese Methode ist umweltfreundlich und benötigt keine Verbrauchsmaterialien, aber ihre Durchführbarkeit ist stark von den Wetterbedingungen abhängig.

Schritt-für-Schritt-Anleitung

1. Halte die Linse im richtigen Winkel und Abstand, um den schärfsten Lichtpunkt auf den Zunder zu fokussieren.
2. Halte das Objektiv ruhig, denn es kann einige Sekunden bis Minuten dauern, bis der Zunder schwelt.
3. Halte zusätzliches Anzündholz bereit, das du nachlegen kannst, sobald der Zunder Feuer fängt.

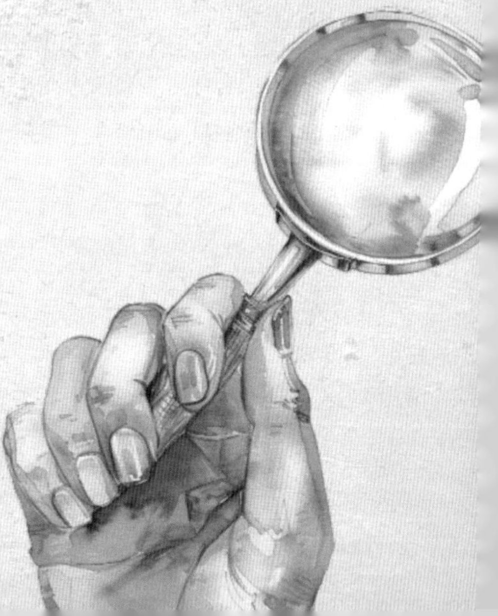

4.3 Aufbau einer Feuerstruktur

Für ein nachhaltig brennendes Feuer ist es wichtig, eine effektive Feuerstruktur zu errichten. In diesem Unterkapitel lernst du verschiedene Feueraufbauten kennen, wie beispielsweise Tipi-, Blockhütten- und Sternfeuer. Jede Struktur dient einem bestimmten Zweck – sei es dem Kochen, Wärmen oder als Signalfeuer.

Du lernst, wie du diese Strukturen aufbaust, um alles aus Luftzirkulation und Brennstoffeffizienz herauszuholen und sicherzugehen, dass dein Feuer länger und gleichmäßiger brennt. Dieses Wissen ist wichtig, um ein Feuer auch unter widrigen Bedingungen zu erhalten und sein volles Potenzial auszuschöpfen – egal, ob du einen frisch gefangenen Fisch grillen oder über Nacht nicht frieren möchtest.

Tipi-Feuer

Eine Tipi-Feuerstelle ist ideal zum Kochen und für schnelle Wärme, da sie so aufgebaut ist, dass die Luft von unten nach oben strömt und die Flammen nach oben leitet. Bei dieser Feuerstelle werden Anzündholz und kleine Brennstoffe um ein zentrales Zunderbündel herum kegelförmig angeordnet, was an ein Tipi erinnert. Diese Struktur leitet die Hitze sehr effizient nach oben und eignet sich daher hervorragend zum Kochen.

Schritt-für-Schritt-Anleitung

1. Beginne mit einem kleinen Zunderbündel in der Mitte deiner Feuerstelle.
2. Lege die Anzündhölzer kegelförmig um den Zunder.
3. Füge nach und nach kleinere Brennstoffstücke an der Außenseite des Tipis hinzu.
4. Achte darauf, dass ein Spalt zum Wind hin offen ist, damit Luft in das Tipi ziehen kann und die Verbrennung gefördert wird.

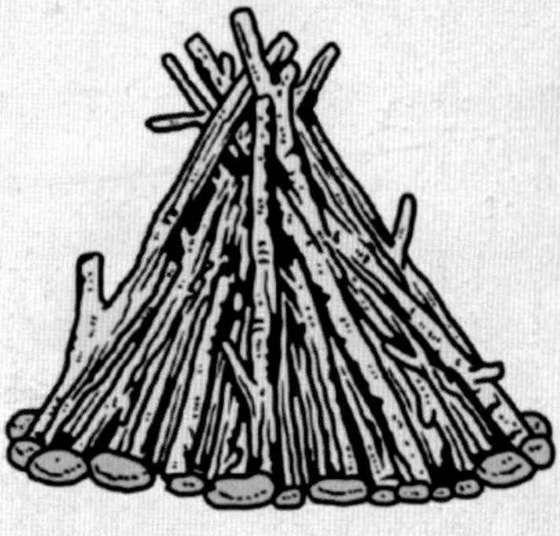

Wichtig zu beachten!

Wenn das Feuer wächst, kann zusätzliches Brennmaterial an der Außenseite hinzugefügt werden, wobei die Struktur sorgfältig erhalten werden muss.
Passe die Öffnung des Tipis an die Windrichtung an, um den Luftstrom zu maximieren.
Halte die Struktur stabil, damit sie nicht unerwartet zusammenbricht.
Beobachte die Abbrenngeschwindigkeit – diese Konstruktion kann aufgrund des guten Luftstroms schneller abbrennen als andere.

Blockhüttenfeuer

Beim Blockhüttenfeuer werden Holzscheite oder große Stöcke kreuz und quer aufgestapelt, so dass sie den Wänden einer Blockhütte ähneln. Diese Anordnung ist besonders effektiv für langes Brennen und Wärmemanagement und eignet sich daher für längere Kochzeiten oder um ein Kohlenbett zu schaffen, das über einen längeren Zeitraum Wärme abgibt.

Schritt-für-Schritt-Anleitung

1. Baue ein kleines Tipi und nutze es als Basis der späteren Blockhütte.
2. Ordne größere Holzscheite abwechselnd um das Tipi herum an, sodass eine quadratische oder rechteckige Struktur entsteht.
3. Lasse kleine Lücken zwischen den Stämmen, um eine ausreichende Luftzirkulation zu gewährleisten.
4. Schließe mit einem oder zwei größeren Stämmen ab, um die Konstruktion zusammenzuhalten.

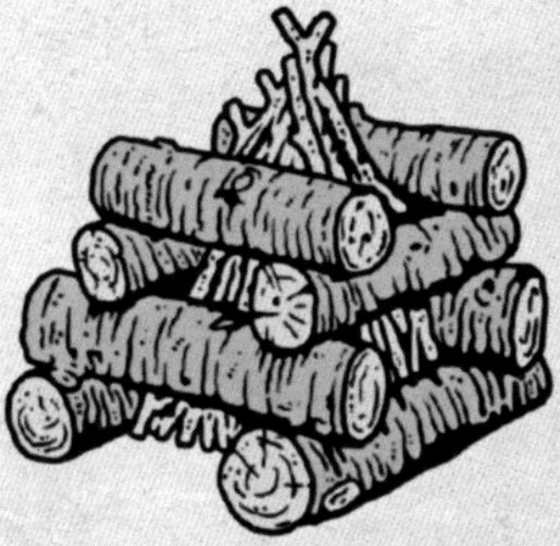

Wichtig zu beachten!

Achte darauf, dass die Konstruktion deiner »Blockhütte« stabil genug ist, um dem Feuer standzuhalten, ohne vorzeitig zusammenzubrechen.
Eine zu enge Konstruktion schränkt den Luftstrom ein und kann das Feuer ersticken, eine zu lockere Konstruktion kann zu schnell ausbrennen.
Verwende Holzscheite, die gleichmäßig groß sind, damit das Feuer gleichmäßig brennt.
Halte genügend Wasser oder Sand bereit, um das Feuer zu löschen, da die dichte Struktur die Hitze länger speichern kann.

Geneigte Feuerstelle

Eine geeignete Feuerstelle ist besonders effektiv, wenn es windig ist und wenn ein großer Baumstamm oder Felsen als Schutzschild dient. Dabei werden Anzündholz und kleineres Brennmaterial an einen größeren Stamm gelehnt, sodass ein geschützter Raum für den Zunder darunter entsteht. Diese Struktur schützt die anfänglichen Flammen vor dem Wind und ermöglicht es ihnen, stärker zu werden, bevor sie Wind und Wetter ausgesetzt werden.

Schritt-für-Schritt-Anleitung

1. Platziere ein großes Holzscheit in Windrichtung, um eine Barriere gegen den Wind zu bilden.
2. Lege dein Zunderbündel direkt unter den Rand des Hauptstammes.
3. Lege die Anzündhölzer schräg gegen den Hauptstamm über den Zunder.
4. Wenn das Feuer brennt, fügst du weitere Anzündhölzer hinzu und hältst dabei die geneigte, an den Stamm gelehnte Struktur aufrecht.

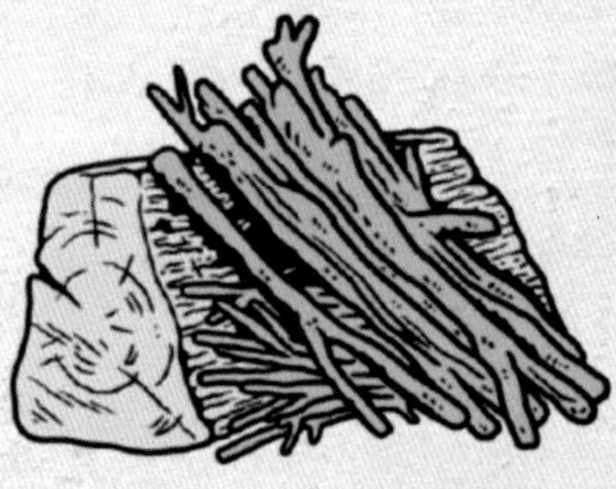

Wichtig zu beachten!

Der große Stamm sollte ausreichend Windschutz bieten, aber den Zunder nicht erdrücken.

Achte darauf, dass du gefahrlos mehr Zunder und Anzündholz nachlegen kannst, ohne die Struktur zu stören.

Beginne mit kleineren Stücken Brennmaterial, damit der Zunder nicht durch zu viel Gewicht zerdrückt wird.

Richte den ersten Punkt, an dem du das Feuer entzündest, unter dem geschützten Bereich aus, damit er nicht weggeblasen wird.

Sternfeuer

Das Sternfeuer zeichnet sich durch den minimalen Einsatz von Brennstoff aus. Die Holzscheite werden sternförmig angeordnet, wobei sich ein Ende jedes Holzscheits in der Mitte trifft, wo das Feuer entzündet wird. Wenn die Enden brennen, können sie enger zusammengeschoben werden, um das Feuer aufrechtzuerhalten. Diese Methode ist besonders geeignet, um Brennstoff zu sparen, und für Situationen, in denen nur wenig Holz zur Verfügung steht.

Schritt-für-Schritt-Anleitung

1. Lege die Holzscheite so, dass sie sich in der Mitte treffen und ihre Enden gerade nah genug beieinander liegen, um Feuer zu fangen.
2. Entfache dein Feuer in der Mitte, wo sich die Scheite treffen.
3. Schiebe die Scheite langsam nach innen, wenn die Enden brennen, um das Feuer aufrechtzuerhalten.
4. Halte das Feuer überschaubar und konzentriert, indem du die Holzscheite nach Bedarf nachlegst.

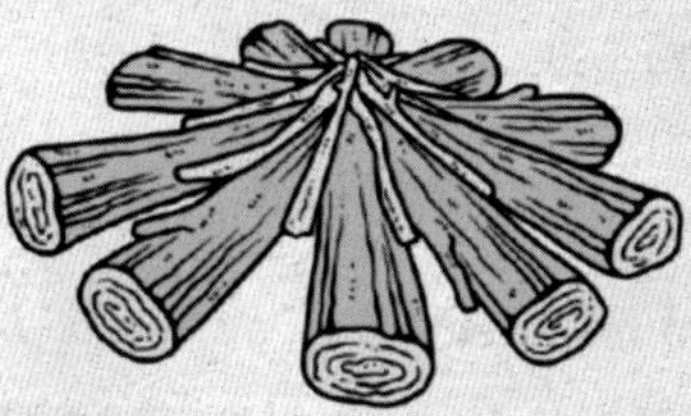

Wichtig zu beachten!

Halte das Feuer klein und überschaubar. Ein größeres Feuer könnte die Ressourcen zu schnell verbrauchen und schwer zu kontrollieren sein.
Eine ständige Überwachung ist notwendig, da die Holzscheite allmählich nach innen geschoben werden müssen, um das Feuer aufrechtzuerhalten, ohne es auszulöschen.
Achte darauf, dass die Stämme nicht verrutschen, da sich das Feuer sonst über die vorgesehenen Grenzen hinaus ausbreiten und ein Sicherheitsrisiko darstellen könnte.

4.4 Feuer am Brennen halten & löschen

Ein Feuer aufrechtzuerhalten und es danach sicher zu löschen, sind beides wichtige Aspekte der Vorbeugung ungewollter Großbrände. Im Folgenden geht es darum, wie man ein Feuer über Nacht am Brennen hält und wie man ein Feuer, das beinahe aufhört zu brennen, wiederbelebt.

Außerdem lernst du sichere und effektive Methoden kennen, um ein Feuer vollständig zu löschen und sicherzustellen, dass keine Glut zurückbleibt, die einen Flächenbrand verursachen könnte. Dieser Abschnitt unterstreicht die Bedeutung von Feuersicherheit und Umweltverantwortung, die in jeder Krisensituation von größter Bedeutung sind. Denn, wenn die Krise vorbei ist, möchtest du sicherlich in einer einigermaßen heilen Welt leben können.

Feuer am Brennen halten

Die effektive Pflege eines Feuers ist entscheidend dafür, dass es seinen Zweck erfüllt – sei es zum Wärmen, Kochen oder als Signalfeuer. Dazu gehört, die Größe und Intensität des Feuers zu kontrollieren, vernünftig Brennstoff nachzufüllen und die Luftzufuhr zu steuern. Diese Maßnahmen tragen dazu bei, ein Feuer auf einem sicheren und nützlichen Niveau zu halten und zu verhindern, dass es vorzeitig erlischt oder unkontrollierbar groß wird.

Schritt-für-Schritt-Anleitung

Lege immer wieder Holz nach, um das Feuer aufrechtzuerhalten. Nutze größere Stücke, wenn sich das Feuer stabilisiert.

Passe die Struktur des Brennmaterials an, um die Luftzufuhr und die Wärmeabgabe zu optimieren.

Rühre die Kohlen gelegentlich um, um unverbranntes Material freizulegen und die Verbrennung zu fördern.

Halte ständig Wache, um sicherzustellen, dass das Feuer unter Kontrolle bleibt und sich nicht ungewollt ausbreitet.

Was es zu beachten gilt

Verwende die richtige Holzart: Harthölzer brennen länger, Weichhölzer lassen sich leichter anzünden.

Passe die Pflege des Feuers an die Veränderungen von Wind, Luftfeuchtigkeit und Temperatur an.

Halte einen Bereich um das Feuer frei, um eine versehentliche Ausbreitung zu verhindern.

Passe die Größe und Intensität des Feuers an den Verwendungszweck an (z. B. Wärme, Kochen, Signal).

Feuer löschen

Ein Feuer richtig zu löschen, ist genauso wichtig, wie es zu entfachen. Es stellt sicher, dass das Feuer keine Gefahr mehr darstellt, nachdem du den Bereich verlassen hast. Das Ziel ist es, die Asche so weit abzukühlen, dass sie nicht mehr die Gefahr eines erneuten Aufflammens oder eines Flächenbrandes birgt. Dieser Prozess erfordert Gründlichkeit und Geduld.

Schritt-für-Schritt-Anleitung

Gieße Wasser über das Feuer, bis alle Glut erloschen ist und das Zischen aufhört.

Mische Asche und Glut mit Erde oder Sand, um sicherzustellen, dass die gesamte Hitze gelöscht ist.

Fühle mit dem Handrücken über das gelöschte Feuer, um eine Restwärme zu erkennen.

Gib so lange Wasser nach und rühre um, bis du sicher bist, dass das Feuer vollständig gelöscht ist.

Was es zu beachten gilt

Vergewissere dich, dass du genügend Wasser hast, um das Feuer zu löschen. Plane deinen Wasserverbrauch entsprechend.

Stelle nach dem Löschen des Feuers den natürlichen Zustand des Geländes so gut wie möglich wieder her.

Sei besonders vorsichtig bei trockenen oder windigen Bedingungen, die das Feuer wieder entfachen könnten.

Entsorge unverbranntes und teilweise verbranntes Holz und Kohle ordnungsgemäß, um die Umwelt so wenig wie möglich zu belasten.

4.5 Sicherheitsvorkehrungen

Der Umgang mit Feuer erfordert ein sorgfältiges Augenmerk auf Sicherheit, um Verletzungen und ungewollte Folgen zu vermeiden. Auf den nächsten Seiten lernst du die wichtigsten Sicherheitsvorkehrungen für das Entfachen und Aufrechterhalten eines Feuers kennen. Dazu gehört, dass du einen sicheren Ort auswählst, die Windrichtung kennst und einen freien Bereich um das Feuer herum einhältst.

Außerdem erfährst du, wie du dich selbst davor schützen kannst, dich an dem eigentlich helfenden Feuer zu verletzen. Es wäre schließlich extrem ärgerlich, dir so einen Nachteil beim Überleben der Krise zu schaffen. Diese Vorsichtsmaßnahmen sind entscheidend für einen sicheren und effektiven Umgang mit Feuer und schützen sowohl dich als auch die Natur um dich herum.

Lasse nichts zurück

Beim Umgang mit Bränden in der Natur nichts zurückzulassen, ist wichtig, um natürliche Lebensräume zu erhalten und die Auswirkungen des Menschen zu minimieren. Bei diesen Grundsätzen geht es darum, dass es nach dem Verlassen des Geländes nur minimale Spuren gibt, die darauf hindeuten, dass du jemals dort warst. Diese Grundsätze gelten für die Vorbereitung, Pflege und das Löschen von Bränden. Achte unbedingt darauf, folgende Tipps umzusetzen:

- Wenn vorhanden, benutze bestehende Feuerringe, um dein Feuer einzudämmen, oder alternativ eine Feuermatte.
- Vergewissere dich, dass das gesamte Holz vollständig zu feiner Asche verbrannt ist, die leicht verstreut werden kann.
- Entferne allen Müll und Schutt von der Feuerstelle.
- Wähle Plätze, die weniger empfindlich auf Feuer reagieren oder an denen es bereits Feuerringe gibt.
- Halte Feuer klein, um ihre Auswirkungen zu minimieren und sicherzustellen, dass sie leichter zu löschen sind.
- Verwende nur totes Holz, das am Boden liegt, und vermeide es, Äste von lebenden Bäumen abzubrechen.
- Vergewissere dich, dass das Feuer vollständig gelöscht ist und der Platz sauber und ungestört hinterlassen wird.

Barrieren errichten

Um eine unbeabsichtigte Ausbreitung des Feuers zu verhindern, ist es wichtig, wirksame Barrieren um das Feuer herum zu errichten. Mit Steinen oder durch das Ausheben von Gräben kann ein Schutzring gebildet werden, der das Feuer auf einen bestimmten Bereich begrenzt. Diese Vorsichtsmaßnahme ist besonders wichtig bei Wind oder in Umgebungen mit viel trockener Vegetation, die sich leicht entzünden und zu Waldbränden führen kann. Dabei solltest du auf Folgendes achten:

- Verwende keine porösen Steine, um den Feuerbereich einzukreisen, und vermeide Flusssteine, die Feuchtigkeit enthalten und bei Erhitzung explodieren können.
- Wenn keine Steine zur Verfügung stehen, grabe einen flachen Graben um den Brandherd herum, der als Brandschneise dient.
- Entferne alle brennbaren Materialien rund um den Brandherd, um eine versehentliche Entzündung zu verhindern.
- Überprüfe die Unversehrtheit der Barrieren während der gesamten Dauer des Feuers und halte sie instand.
- Achte darauf, dass der Boden nicht torfig oder stark organisch ist, da diese Stoffe schwelen und unterirdische Brände verursachen können.
- Bemühe dich, die Umwelt beim Sammeln von Steinen für deine Barriere möglichst wenig zu belasten.

Windrichtung im Blick behalten

Der Wind kann das Verhalten eines Feuers drastisch beeinflussen. Die Überwachung der Windrichtung und -stärke ist wichtig, um die Brandauslegung anzupassen oder die Entscheidung zu treffen, das Feuer zu löschen, wenn die Bedingungen gefährlich werden. Plötzliche Windböen können Glut zu neuen Brandherden tragen und weitere Brände entfachen, deshalb ist ständige Wachsamkeit erforderlich. So kannst du vorgehen:

- Informiere dich über die Windverhältnisse des Tages und die zu erwartenden Veränderungen.
- Platziere dein Feuer in der Nähe von natürlichen Hindernissen wie Felsen oder dichten Wäldern, die die vorherrschenden Winde abhalten können.
- Verlege dein Feuer, wenn du eine Veränderung der Windrichtung bemerkst, die ein Risiko darstellen könnte.
- Halte Wasser, Sand oder einen Feuerlöscher für den Fall bereit, dass der Wind plötzlich dreht.
- Achte auf mögliche Brandherde in der Windrichtung.
- Erhöhe die Sicherheitsabstände bei Wind und halte brennbare Materialien weit vom Feuer entfernt.
- Habe immer einen klaren Plan, wie du das Gebiet sicher evakuieren kannst, wenn das Feuer unkontrollierbar wird.

Lagerung von Zündwerkzeugen

Die ordnungsgemäße Aufbewahrung von Zündwerkzeugen wie Feuerzeugen, Streichhölzern und Feuerstäben ist wichtig, um sicherzustellen, dass sie bei Bedarf einsatzbereit und vor versehentlicher Entzündung geschützt sind. Die Aufbewahrung dieser Werkzeuge an wasserdichten, leicht zugänglichen Orten schützt sie vor äußeren Bedingungen und stellt sicher, dass sie in jeder Situation einsatzbereit sind. Du solltest Einiges im Blick behalten:

- Bewahre Streichhölzer und Feuerzeuge in wasserdichten Behältern auf, um Feuchtigkeitsschäden zu vermeiden.
- Trage Zündwerkzeuge in einem leicht zugänglichen Teil deines Rucksacks bei dir, aber getrennt von brennbaren Materialien.
- Überprüfe regelmäßig den Zustand deiner Zündwerkzeuge, um sicherzustellen, dass sie in gutem Zustand sind.
- Beschrifte die Aufbewahrungsorte deiner Werkzeuge deutlich, damit du sie im Notfall schnell findest.
- Feuchtigkeit ist der Feind Nummer eins von Streichhölzern und Feuerzeugen.
- Halte immer mehrere Möglichkeiten bereit, ein Feuer zu entfachen, falls eine ausfällt.
- Beachte, dass sich extreme Temperaturen auf die Aufbewahrung und Funktionsfähigkeit von Zündwerkzeugen auswirken können (z. B. Verdampfen von Feuerzeugbenzin bei großer Hitze).

5. Nahrung

Während dein Hunger immer stärker wird, verwandelt sich der Wald um dich herum. Was früher nur eine Kulisse für deine Survival-Übungen war, wird jetzt zu einer lebenden Speisekammer. Unter den Baumkronen und auf dem Waldboden bietet die Natur eine Fülle an Nahrung – wenn man nur weiß, wo man suchen muss. Ist der Krisenfall einmal ausgebrochen, wünscht du dir den nervigen Wocheneinkauf zurück, während die Nahrungsbeschaffung zur Schatzsuche wird. Durchzuhalten wird immer schwieriger, doch mit jedem Bissen zu essen, den du findest, traust du dir mehr zu.

Du läufst durch den Wald, dein Bauch tut weh. Es fällt dir immer schwerer, konzentriert zu bleiben. Auf einmal entdeckst du einen Strauch voller Beeren. Wie toll es jetzt doch wäre, erkennen zu können, ob du sie essen kannst, ohne in zwei Stunden tot umzufallen.
Nachts – wenn du schlafen möchtest und der Wald erst aufwacht – hörst du Tiere um dich herum. Kleine Tiere, große Tiere. Wie gut es dir tun würde, mal wieder ein gutes Stück Fleisch zu essen. Hättest du nur einmal gelernt, Fallen zu stellen oder richtig zu jagen.

Diese Skills sind nicht nur gut für Pfadfinder, die ihre Oma beim Pilzesammeln beeindrucken wollen. Sie werden für dich zu einer echten Taktik, um zu überleben. In diesem Kapitel tauchst du ein in die Grundlagen der Nahrungssuche.

5.1 Wissen zu essbaren Pflanzen

Essbare Pflanzen zu erkennen, ist wichtig, um deine Ernährung in der Wildnis zu ergänzen. Dieses Unterkapitel führt dich in die vielfältige Welt der essbaren Pflanzen ein – und in den richtigen Umgang mit ihnen, um sie sicher genießen zu können. Du lernst, wie du essbare Pflanzen sicher identifizierst, erntest und zubereitest, damit du die Natur nutzen kannst, ohne das Risiko einzugehen, etwas Schädliches zu verzehren.

Du erfährst, worauf du darüber hinaus achten musst – denn nicht jede Technik, nicht jedes Wissen kannst du immer und überall anwenden. Dies erweitert nicht nur deine Ernährungsoptionen, sondern stärkt auch deine Verbindung zur natürlichen Umwelt und macht dich zu einem kompetenten Ansprechpartner für deine Lieben, wenn der Ernstfall eintritt.

Identifizierung sicherer Pflanzen

Sichere, essbare Pflanzen zu erkennen, ist unabdingbar, wenn du in der Wildnis überleben möchtest. Dazu gehört das Erkennen von Blattmustern, Früchten und Wuchsorten. Isst du Beeren, die sich als giftig herausstellen, kann das zu einem ernsten Problem werden.

Schritt-für-Schritt-Anleitung

1. Nimm wasserfeste Feldführer mit klaren Fotos und Beschreibungen mit.
2. Lerne aus erster Hand von erfahrenen Sammlern, die dir Ratschläge können, wie du dich am besten durchschlägst.
3. Nutze Apps, mit denen du Bilder hochladen kannst, um Pflanzen sofort zu identifizieren.
4. Häufiges Üben in verschiedenen Umgebungen verbessert deine Erkennungsfähigkeiten und stärkt dein Selbstvertrauen.

Wichtige Hinweise

Manche Pflanzen können nur zu bestimmten Zeiten des Jahres sicher gegessen werden.

Pflanzen, die in einer Region essbar sind, können in einer anderen ungenießbar sein.

Sei vorsichtig bei Pflanzen, die in der Nähe von verschmutzten Gebieten wachsen, da sie Giftstoffe aufnehmen können.

Führe immer persönliche Allergietests durch, indem du Pflanzenteile vor dem Verzehr auf die Haut oder die Lippen aufträgst.

Erntetechniken

Wildpflanzen effektiv und nachhaltig zu ernten, ist genauso wichtig wie die Fähigkeit, sie zu identifizieren. Das Ziel ist es, essbare Pflanzenteile zu sammeln, ohne der Pflanze zu schaden – sie soll schließlich weiterhin genießbare Blätter oder Früchte produzieren können.

Schritt-für-Schritt-Anleitung

1. Rüste dich mit den richtigen Werkzeugen wie Messern oder Scheren aus, um saubere Schnitte zu machen.
2. Nimm nicht mehr als nötig, um die Auswirkungen auf den Pflanzenbestand zu minimieren.
3. Konzentriere dich auf ältere Pflanzen und lass die jüngeren, sich entwickelnden Pflanzen wachsen.
4. Entwurzle nicht die ganze Pflanze, es sei denn, die Wurzel ist der benötigte Teil.

Wichtige Hinweise

Mache dir klar, wie lange eine Pflanze braucht, um sich zu regenerieren, bevor du wieder ernten kannst.
Bedenke die allgemeinen Auswirkungen, die das Entfernen von Pflanzen in einem Gebiet hat, insbesondere von seltenen oder Schlüsselarten.
Einige Pflanzen können eine kulturelle Bedeutung für lokale Gemeinschaften oder indigene Gruppen haben.

Verarbeitung

Die Aufbereitung von Wildpflanzen für den Verzehr ist wichtig, um ihren Nährwert zu maximieren und ihre Sicherheit zu gewährleisten. Hier erfährst du, wie du Wildpflanzen säuberst, verarbeitest und kochst, um aus rohem Futter ein leckeres und sicheres Lebensmittel zu machen.

Schritt-für-Schritt-Anleitung

1. Wasche die Pflanzen immer, um Schmutz, Insekten und mögliche Pestizide zu entfernen.
2. Durch Kochen können bestimmte Giftstoffe neutralisiert werden, so dass die Pflanzen sicherer zu essen sind.
3. Techniken wie Kochen, Dämpfen oder Rösten können den Geschmack und die Verdaulichkeit verbessern.
4. Bereite zunächst kleine Mengen zu, um den Geschmack und mögliche Reaktionen zu testen.

Wichtige Hinweise

Einige Pflanzen erfordern spezielle Zubereitungsmethoden, um Giftstoffe zu entfernen (z. B. das Auslaugen von Eicheln).

Übermäßiges Kochen kann Nährstoffe zerstören. Informiere dich über die optimalen Kochzeiten und -methoden.

Lagere zubereitete pflanzliche Lebensmittel richtig, damit sie frisch bleiben und nicht verderben.

5.2 Tierfallen

Das Fallenstellen ist eine effiziente Methode, um mit minimalem Energieaufwand Nahrung zu sichern. Dieses Unterkapitel behandelt die Grundlagen des Aufstellens von Fallen für Kleintiere und konzentriert sich dabei auf einfache, effektive Konstruktionen wie Schlingen und Totschläger.

Du erfährst, wo du die Fallen am besten aufstellst, wie du sie tarnst, Tiere köderst und welche ethischen Überlegungen dabei eine Rolle spielen. Wenn du diese Fertigkeiten beherrschst, kannst du dauerhaft Nahrung fangen und gleichzeitig das Ökosystem so wenig wie möglich schädigen, um die Wildtiere zu respektieren.

Einfache Schlingenfallen

Einfache Schlingenfallen sind ein Basic, um Kleinwild wie Kaninchen und Eichhörnchen zu fangen. Bei diesen Fallen wird eine Schlinge aus Seil, Draht oder Schnur verwendet, die sich zusammenzieht, wenn sich das Tier durch sie hindurch bewegt, und es so effektiv fängt. Für dich heißt es nur: Warten, bis ein Tier um die Ecke kommt.

Schritt-für-Schritt-Anleitung

1. Verwende haltbare, flexible Materialien wie Draht oder starkes Tauwerk, das dem Kampf eines gefangenen Tieres standhält.
2. Lege Schlingen entlang bekannter Tierpfade oder in der Nähe von Höhlen aus, in denen sich wahrscheinlich Tiere aufhalten.
3. Verwende natürliche Materialien, um die Schlinge in der Umgebung zu tarnen.
4. Schlingen sollten häufig kontrolliert werden, um unnötiges Leiden der Tiere zu vermeiden und möglichst ethisch zu jagen.

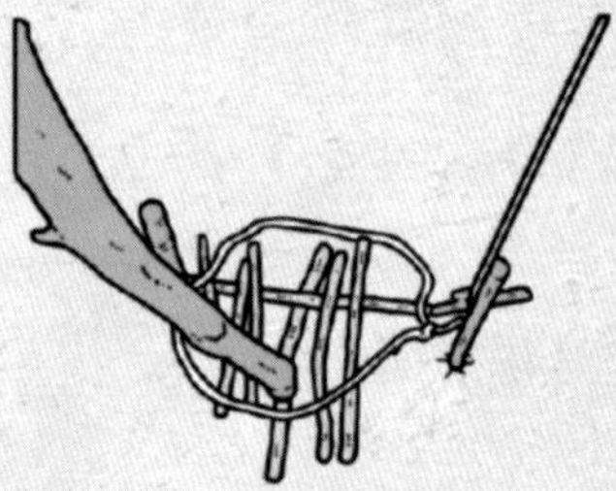

Wichtig zu beachten!

Achte auf eine schnelle und humane Behandlung der gefangenen Tiere. Längeres Leiden ist unethisch und kann Raubtiere anlocken.

Achte auf die örtlichen Gesetze zum Jagen mit Fallen, die je nach Region und Tierart sehr unterschiedlich sein können.

Bedenke die ökologischen Auswirkungen des Fallenstellens auf die örtlichen Wildtierpopulationen, besonders wenn es exzessiv betrieben wird.

Gehe immer vorsichtig mit den Tieren und Schlingen um, um sowohl eigene als auch Verletzungen des Tieres zu vermeiden.

Totschlagfallen

Bei Totschlagfallen wird ein schweres Gewicht verwendet, um ein Tier zu töten oder kampfunfähig zu machen, wenn sie ausgelöst wird. Diese Falle ist effektiv für kleineres Wild (Hasen, Füchse, ...) und erfordert eine Präzision, um effizient und human zu jagen. Um zu lernen, wie man eine Totschlagfalle baut, musst du das Verhalten der Tiere und die Mechanik der Fallen verstehen.

Schritt-für-Schritt-Anleitung

1. Das Gewicht sollte schwer genug sein, um das Tier schnell außer Gefecht zu setzen, damit es nicht leiden muss.
2. Baue den Auslöser und die Stützkonstruktion sicher auf, um ein versehentliches Auslösen zu verhindern und sicherzustellen, dass die Falle im Bedarfsfall funktioniert.
3. Verwende einen Köder, der für die Zieltierart attraktiv ist, und platziere ihn an einer Stelle, an der das Tier die Falle auslösen wird.

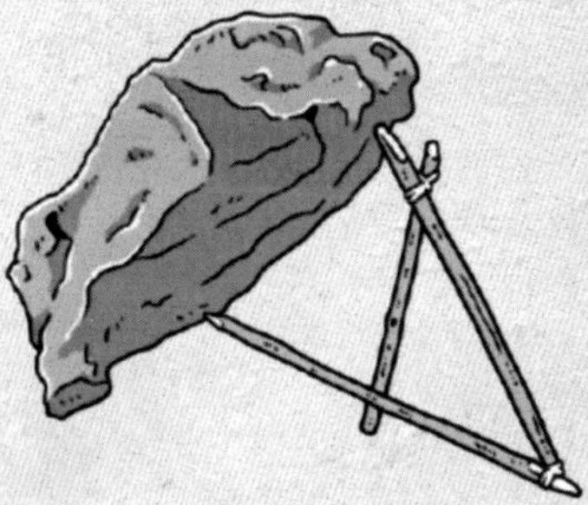

Wichtig zu beachten!

Sei beim Aufstellen und Hantieren mit Totschlagfallen vorsichtig, um Verletzungen bei dir und anderen zu vermeiden.
Der Bau einer effektiven Totschlagfalle erfordert oft Übung, um den richtigen Mechanismus zu finden.
Berücksichtige beim Aufstellen der Fallen die Umgebung, um das Gebiet nicht mehr als nötig zu stören.
Kontrolliere die Fallen regelmäßig und behandle die gefangenen Tiere human, damit sie möglichst wenig leiden müssen.

Fallgruben

Fallgruben dienen dazu, große Tiere zu fangen, indem sie in ein tiefes Loch fallen, aus dem sie nicht entkommen können. Sie sind zwar effektiv, werden aber aufgrund des hohen Aufwands für ihren Bau und aus ethischen Gründen nur selten eingesetzt. In einer Krisensituation kann es gut sein, dass der Aufwand zu hoch ist.

Schritt-für-Schritt-Anleitung

1. Stelle sicher, dass die Grube tief und breit genug ist, damit das Tier nicht herausklettern kann.
2. Decke den Eingang mit Materialien wie Ästen und Blättern ab, die sich nahtlos in die Umgebung einfügen.
3. Platziere die Grube entlang von Wegen, auf denen sich bekanntermaßen große Tiere aufhalten.
4. Um die Sicherheit anderer zu gewährleisten, solltest du die Bereiche um die Fallen diskret markieren.

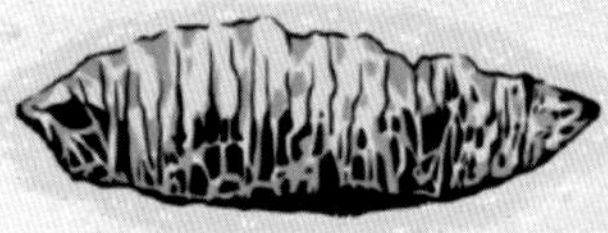

Wichtig zu beachten!

Große Gruben können die Landschaft erheblich verändern und sollten nach der Nutzung aufgefüllt werden, um das Gebiet wiederherzustellen.
Bedenke die ethischen Auswirkungen des Einsatzes einer solchen Falle, da sie Tiere schwer verletzen und in Not bringen kann.
Bereite einen Plan für den Umgang mit dem gefangenen Tier vor und berücksichtige dabei sowohl deine Sicherheit als auch die des Tiers.

5.3 Jagdwerkzeuge

Die Jagd erfordert Geschick, Geduld und Wissen über das Verhalten der Tiere. Deshalb lernst du hier verschiedene Jagdtechniken kennen, bei denen unterschiedliche Werkzeuge zum Einsatz kommen – von improvisierten Speeren bis hin zu Pfeil und Bogen.

Die Gewohnheiten und Lebensräume potenzieller Wildtiere, effektive Anpirschmethoden und die Prinzipien von Fährte und Tarnung sind wichtige Aspekte, die du rudimentär kennenlernen wirst. Diese Techniken erhöhen nicht nur deine Chancen auf eine erfolgreiche Jagd, sondern stellen auch sicher, dass du verantwortungsvoll und nachhaltig jagst.

Pfeil und Bogen

Funktion	Erforderliches Geschick	Umsetzbarkeit	Gewicht
Schießen	✪✪	✪✪	200–500 g

Die Herstellung und Verwendung von Pfeil und Bogen ist eine traditionelle Jagdmethode, die Geschick, Geduld und Übung erfordert. Weil sie beinahe lautlos ist, bietet sie sich an, um in der Umgebung wilder Tiere nicht zu sehr aufzufallen und sie auch im Falle eines Fehlschusses möglichst nicht zu verschrecken.

Schritt-für-Schritt-Anleitung

1. Wähle ein flexibles, starkes Holz für den Bogen und gerade, steife Materialien für die Pfeile.
2. Forme den Bogen so, dass er eine leichte Krümmung hat und stelle sicher, dass die Pfeile für einen präzisen Flug ausbalanciert sind.
3. Mach dich mit deinem Bogen vertraut, indem du regelmäßig auf verschiedenen Schießständen und unter verschiedenen Bedingungen übst.
4. Überprüfe und pflege deinen Bogen und deine Pfeile regelmäßig, um Zuverlässigkeit und Sicherheit zu gewährleisten.

Wichtig zu beachten!

Informiere dich vor dem Üben über die örtlichen Vorschriften für die Jagd mit dem Bogen, da es in manchen Gebieten besondere Einschränkungen gibt.
Strebe eine saubere, humane Erlegung an, um unnötiges Leiden des Wildes zu vermeiden.
Diese Methode erfordert viel Geschick, um effektiv und effizient zu sein.
Verwende nachhaltige Materialien und Praktiken, um die Auswirkungen auf die Umwelt zu minimieren.

Speer zum Fischen

Funktion	Erforderliches Geschick	Umsetzbarkeit	Gewicht
Zustechen	✪✪✪	✪✪✪	150–300 g

Das Speerfischen ist eine uralte Technik, die sich ideal für flache Gewässer eignet, in denen man die Fische direkt sehen kann. Diese Methode erfordert Präzision und Timing, kann aber mit minimaler Ausrüstung sehr effektiv sein.

Schritt-für-Schritt-Anleitung

1. Vergewissere dich, dass die Speerspitze scharf und sicher befestigt ist, damit sie bei einem Schlag nicht verloren geht.
2. Setze dich mit dem Schwimmverhalten von Fischen auseinander, um die besten Chancen zu haben, welche zu fangen.
3. Bewege dich langsam und vorsichtig, um die Fische nicht zu erschrecken, bevor du zuschlägst.
4. Übe die Wurf- oder Drilltechnik, die am besten zur Wassertiefe und Fischgröße passt.

Wichtig zu beachten!

Klares Wasser ist entscheidend für effektives Speerfischen, da Trübungen deine Sicht beeinträchtigen und dich daran hindern können, die Fische genau anzuvisieren.
Der Umgang mit scharfen Speeren, vor allem im Wasser, birgt Risiken, die sorgfältig gehandhabt werden müssen.
Achte auf verantwortungsvollen Fischfang, indem du möglichst nur Arten fängst, die reichlich vorhanden sind.

Improvisierte Feuerwaffen

Funktion	Erforderliches Geschick	Umsetzbarkeit	Gewicht
Schießen	✪✪✪	✪✪	150–350 g

Du kannst es dir bestimmt vorstellen: Ist der befürchtete Krisenfall eingetreten, versuchst du alles, um an Nahrung zu kommen – auch mit Feuerwaffen. Aber: MILFIT® kann es natürlich nicht verantworten, dir hier eine Anleitung zum Bau zu liefern. Wenn es hart auf hart kommt, suche dir einen Profi, der dir hilft, und denke daran, dass das nur der allerletzte Ausweg sein darf.

Schritt-für-Schritt-Anleitung

1. Lerne die Grundprinzipien der Schusswaffenmechanik, um eine funktionale und sichere improvisierte Waffe zu bauen.
2. Verwende nur Materialien, die dem Druck, der beim Abfeuern eines Geschosses entsteht, sicher standhalten können.
3. Teste die Waffe immer in einer kontrollierten und sicheren Umgebung, bevor du sie tatsächlich benutzt.
4. Regelmäßige Inspektion und Wartung sind wichtig, um die Sicherheit und Funktionalität der Waffe zu gewährleisten.

Wichtig zu beachten!

Diese Methode ist hier ausschließlich der Vollständigkeit halber genannt. Du darfst sie auf keinen Fall leichtfertig anwenden, sondern nur, wenn es wirklich keine andere Möglichkeit mehr gibt!
Bei unsachgemäßem Bau oder Gebrauch besteht ein hohes Risiko für Leib und Leben.
Berücksichtige die ethischen Auswirkungen und die mögliche Schädigung der Umwelt, wenn du dich für die Verwendung eines solchen Geräts entscheidest.

5.4 Grundlagen des Angelns

Angeln ist eine zuverlässige Methode zur Nahrungsbeschaffung, erfordert aber einige Fähigkeiten und Kenntnisse. In diesem Unterkapitel lernst du die Grundlagen des Angelns kennen, zum Beispiel durch die Verwendung verschiedener Ausrüstungsgegenstände wie Haken, Leinen und Netze.

Du lernst verschiedene Angelmethoden kennen, wie du gute Angelplätze findest und die Grundlagen der Köderverwendung. Egal, ob du in einem reißenden Fluss oder einem ruhigen See fischst – diese Kenntnisse werden dir helfen, eine nahrhafte Nahrungsquelle zu sichern, die in sehr vielen Umgebungen findest und dir dein Überleben sichern kann.

Fischen mit der Hand

Das Handfischen, auch als Noodling bekannt, ist eine Angelmethode, bei der Fische mit bloßen Händen gefangen werden. Diese Technik wird in der Regel auf Welse angewandt und erfordert Mut, Kraft und eine genaue Kenntnis des Verhaltens und der Lebensräume der Fische, um erfolgreich zu sein. Es gibt einige Tipps, die du beachten kannst, um möglichst erfolgreich zu sein:

- Belies dich, wo Fische gerne nisten oder sich verstecken, z. B. unter Felsen oder in Schlammbänken.
- Trage Handschuhe, um deine Hände vor den scharfen Flossen und Zähnen zu schützen.
- Benutze eine Hand, um den Fisch zu locken und abzulenken, und die andere, um ihn zu fangen.
- Warte ruhig und geduldig auf den richtigen Moment, um deinen Zug zu machen, denn plötzliche Bewegungen können die Fische verscheuchen.
- Sei vorsichtig, weil du dich an den Fischen oder an Unterwasserhindernissen verletzen könntest.
- Bedenke die Auswirkungen, wenn du Fische in ihrem natürlichen Lebensraum störst.
- Achte auf die beste Jahreszeit für das Handfischen, da sich das Verhalten der Fische mit den Jahreszeiten ändert und du in deiner Krise ggf. auf andere Jagdmethoden zurückgreifen solltest.

Schnurangeln

Das Angeln mit einer Schnur ist eine vielseitige und weit verbreitete Methode, die sich für verschiedene Gewässer eignet. Bei dieser Technik wird eine Angelschnur mit einem Köder am Haken verwendet, um Fische anzulocken und zu fangen. Eine Angel kannst du in der Wildnis recht einfach improvisieren. Hier einige Tipps:

- Verwende Materialien wie Reben, starkes Gras oder sogar Stoffstreifen, wenn keine herkömmliche Angelschnur verfügbar ist.
- Verwende einheimische Insekten, Würmer oder kleine Futterstücke als Köder.
- Lerne grundlegende Knoten, um deinen Haken und Köder effektiv an der Schnur zu befestigen.
- Übe, deine Schnur gezielt und mit einem Schwung auszuwerfen, um die gewünschte Stelle zu erreichen, ohne die Fische zu erschrecken.
- Unterschiedliche Fische reagieren auf unterschiedliche Köder, also passe deine Auswahl entsprechend an.
- Wähle deinen Angelplatz anhand des Verhaltens und der Position der Fische zu verschiedenen Tageszeiten.
- Achte darauf, dass dein Angeln das Ökosystem nicht schädigt.

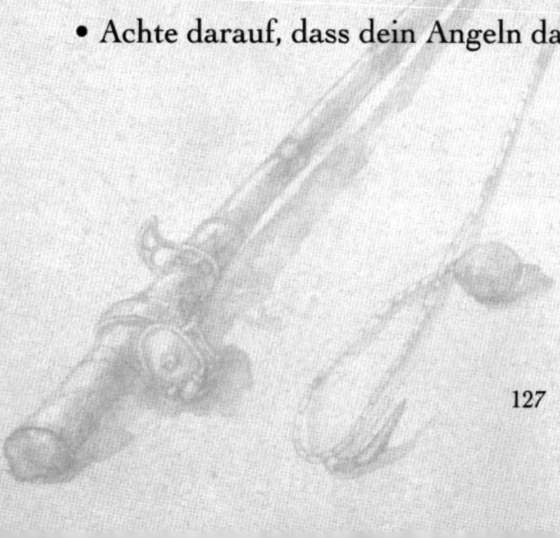

Netzherstellung

Das Herstellen eines eigenen Fischernetzes ist eine einfallsreiche Methode, um mehrere Fische auf einmal zu fangen, und in Krisensituationen besonders nützlich, wenn du mit anderen Menschen unterwegs bist. Bei dieser Technik wird ein Netz aus natürlichen oder Menschen gemachten Materialien gewebt, das dann in verschiedenen Gewässern eingesetzt werden kann. Du wirst ein bisschen Geschick brauchen und solltest auf Folgendes achten:

- Verwende natürliche Fasern oder recycelte Materialien wie Kleidung oder Tauwerk, um dein Netz herzustellen.
- Beherrsche einfache Webtechniken, um ein funktionelles Fischernetz zu bauen.
- Je nach Zielfisch und Einsatzgebiet musst du das Netz so bemessen, dass es sich optimal handhaben lässt.
- Überprüfe und repariere dein Netz regelmäßig, um seine Langlebigkeit zu gewährleisten.
- Entwirf und verwende dein Netz so, dass der Fang von Nicht-Zielarten minimiert wird.
- Sei dir der ökologischen Auswirkungen bewusst, besonders wenn du das Netz in einem empfindlichen oder eingeschränkten Ökosystem einsetzt.
- Lagere und transportiere dein Netz ordnungsgemäß, um Schäden zu vermeiden und seine Nutzungsdauer zu verlängern.

5.5 Lebensmittel sichern & lagern

Für deine Gesundheit in der Wildnis ist es wichtig, dass du deine Lebensmittel sicher verzehrst und richtig lagerst. Im Folgenden befasst du dich mit den wichtigsten Praktiken der Lebensmittelsicherheit und -lagerung – vom Kochen und der Handhabung bis hin zur Aufbewahrung von Resten.

Du lernst, wie du Lebensmittel trocknen, räuchern und salzen kannst, um sie ohne Kühlung länger haltbar zu machen. Wenn du diese Methoden kennst, beugst du nicht nur lebensmittelbedingten Krankheiten vor, sondern optimierst auch deine Lebensmittelreserven, damit du genug Vorräte für dein Abenteuer oder bis zur Rettung hast. Im Idealfall bereitest du dein Essen sogar so zu, dass es ganz gut schmeckt. So verschaffst du dir selbst ein wenig Genuss, auch wenn um dich herum die Welt unterzugehen scheint.

Kranke Pflanzen und Tiere erkennen

Für deine Gesundheit und Sicherheit in der Wildnis ist es entscheidend, dass deine gesammelten oder gejagten Lebensmittel frei von Verunreinigungen sind. Dazu gehört, dass du Krankheitsanzeichen bei Tieren erkennst und Pflanzen aus verschmutzten Gebieten erkennst und meidest.

So gehst du vor …	Was es zu beachten gilt
Achte auf Anzeichen von Schimmel, Fäulnis oder ungewöhnlichen Flecken auf Pflanzen und Tieren.	Vertrautheit mit den lokalen Arten kann dir helfen, gesunde von kranken Pflanzen und Tieren zu unterscheiden.
Nutze deinen Geruchssinn, um Gerüche zu erkennen, die auf Verderb oder Verunreinigungen hinweisen könnten.	Achte auf die landwirtschaftlichen Praktiken in der Gegend, die die Reinheit der Wildpflanzen beeinträchtigen könnten.
Halte dich von Pflanzen in der Nähe von Straßenrändern oder Industriegebieten fern, wo sie schädliche Chemikalien aufnehmen können.	Manche Pflanzen reichern saisonal Giftstoffe an oder beherbergen zu bestimmten Zeiten des Jahres eher Krankheitserreger.
Informiere dich über die Symptome häufiger Krankheiten bei Wildtieren und Fischen, um den Verzehr kranker Tiere zu vermeiden.	Vergewissere dich, dass das Wasser, das zum Reinigen oder Kochen verwendet wird, nicht verunreinigt ist, da dies deine Gesundheit beeinträchtigen kann.

(Ab-)Kochen

Nahrung, die du in der Wildnis findest – insbesondere Blätter und Beeren – können Schadstoffe enthalten, die du mit bloßem Auge nicht erkennen kannst. Bevor du wegen eines kleinen Fehlers krank wirst, kannst du gesammeltes Essen in heißem Wasser abkochen, um es genießbar zu machen.

So gehst du vor ...

Achte darauf, dass das Wasser zum Kochen gebracht wird, um die meisten Krankheitserreger abzutöten, wenn du Lebensmittel kochst.

Wenn du Fleisch kochst, verwende ein Thermometer, um zu prüfen, ob es eine sichere Kerntemperatur erreicht hat.

Achte darauf, dass alle Teile der Lebensmittel gleichmäßig gegart werden, indem du sie drehst und umrührst.

Halte die Töpfe abgedeckt, um die Hitze zu halten und dein Essen gleichmäßig zu garen.

Was es zu beachten gilt

Verwende Kochmethoden, die Brennstoff sparen, was wichtig ist, wenn die Ressourcen begrenzt sind.

Denke daran, dass Wasser in höheren Lagen bei niedrigeren Temperaturen kocht, was längere Kochzeiten erforderlich machen kann.

Vermeide Überkochen, besonders bei Gemüse, damit Vitamine und Mineralstoffe erhalten bleiben.

Berücksichtige bei deiner Planung die Verfügbarkeit von ausreichend sauberem Wasser und Brennstoff zum Kochen.

Räuchern und Trocknen

Die Konservierung von Fleisch und Fisch durch Räuchern und Trocknen verlängert ihre Verwendbarkeit und verhindert den Verderb, ohne dass sie gekühlt werden müssen. Sie nimmt einiges an Zeit in Anspruch. Daher ist sie in Krisen nicht immer geeignet, hilft aber enorm – und wenn du es richtig machst, schmeckt das Fleisch danach noch besser.

So gehst du vor …

Fettige Fische und Fleischsorten eignen sich am besten zum Räuchern, während mageres Fleisch ideal zum Trocknen ist.

Schneide die Lebensmittel in ähnlich dünne Stücke, damit sie gleichmäßig trocknen bzw. räuchern können.

Achte beim Räuchern auf eine gleichmäßige, niedrige Hitze und beim Trocknen auf einen guten Luftstrom.

Bewahre geräucherte und getrocknete Lebensmittel in sauberen, trockenen Räumen auf, fern von Insekten und Tieren.

Was es zu beachten gilt

Luftfeuchtigkeit und Temperatur beeinflussen die Trocknungszeit und das Risiko des Verderbens.

Eine sachgemäße Lagerung ist wichtig, um die Wiederaufnahme von Feuchtigkeit zu verhindern und Schädlinge fernzuhalten.

Unterschiedliche Kulturen haben spezifische Vorlieben und Methoden für das Räuchern und Trocknen, die die verwendeten Techniken beeinflussen können.

Effizientes Räuchern und Trocknen kann den Bau oder die Improvisation von speziellen Strukturen oder Werkzeugen erfordern.

Vorratsgruben und Verstecke

Schickt die aktuellste Krise dich in die Wildnis, wo du dich durchschlagen musst, kommt eine Frage auf: Wo bringe ich meine Lebensmittelreserven unter? Du brauchst einen Ort, an dem sie vor Wetter und Raubtieren geschützt sind – denn ein Bär freut sich immer über deinen frisch getrockneten Speck.

So gehst du vor ...

Wähle einen kühlen, trockenen Ort fernab von direktem Sonnenlicht und Wasserquellen, um eine Vorratsgrube auszuheben oder ein Versteck anzulegen.

Lege Gruben mit Steinen oder Blättern aus, um die Lebensmittel vor direktem Kontakt mit dem Boden und Feuchtigkeit zu schützen.

Wenn du erhöhte Verstecke verwendest, achte darauf, dass sie sicher gebaut und hoch genug sind, damit sie von Raubtieren am Boden nicht erreicht werden können.

Kontrolliere deine gelagerten Lebensmittel regelmäßig auf Anzeichen von Verderb oder Manipulationen durch Wildtiere.

Was es zu beachten gilt

Achte darauf, dass deine Lagerplätze gut zugänglich, aber unauffällig sind, damit sie nicht die Aufmerksamkeit von Menschen und Tieren auf sich ziehen.

Berücksichtige die besonderen Anforderungen an die Konservierung der gelagerten Lebensmittel, z. B. Temperatur- und Feuchtigkeitskontrolle.

Achte darauf, wie sich deine Lagerpraktiken auf die einheimische Tierwelt auswirken könnten, vor allem wenn sie darauf angewiesen sind, deine Vorräte zu stehlen.

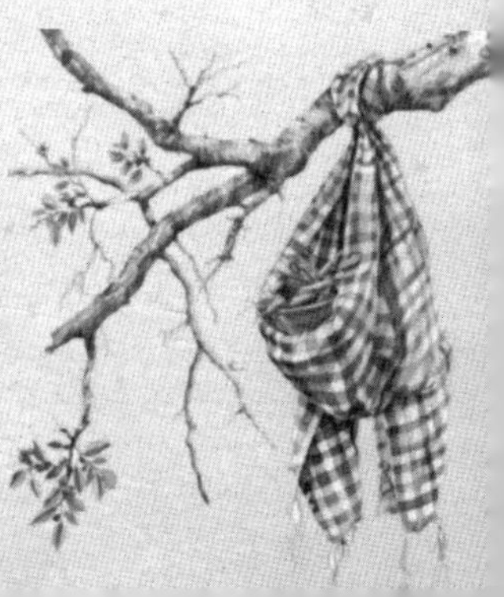

6. Navigation

Verloren in den Weiten der Wildnis scheint jede Richtung gleich zu sein, und die hoch aufragenden Bäume und fernen Berge verwirren dich nur noch mehr. Du wünscht dir gerade nichts sehnlicher, als einfach an dein Ziel zu kommen, dein Tarp aufzuschlagen, ein Feuer zu machen und zu schlafen. Doch wie sollst du jemals deinen Weg durch dieses Labyrinth aus immer gleich aussehenden Bäumen und Gestrüppen finden? Du weißt: Wenn es Nacht wird, hörst du all die beunruhigenden Geräusche im Wald, und es wird egal sein, ob du dir deine Verfolger nur einbildest – deine Angst wird zu deinem Begleiter.

Zum Glück hast du zu Hause noch ein GPS-Gerät eingepackt. Sein Signal durchdringt jede noch so starke Abgeschiedenheit, findet seinen Weg zu den Satelliten und bringt dich sicher an dein Ziel. Doch als du es herausholst, stellst du fest: Der Akku ist leer. Hast du vergessen, es aufzuladen? Ist der Akku kaputt gegangen? Egal. Du braucht eine andere Möglichkeit, dich zurechtzufinden. Hättest du doch bloß gelernt, wie man richtig mit einem Kompass umgeht oder anhand der Sonne und Sterne navigiert.

Es steht doch außer Frage: Technische Geräte helfen beim Navigieren. Doch sie haben uns in den letzten Jahren auch abgewöhnt, analog durchzukommen. Deshalb beschäftigst du dich im nächsten Kapitel sowohl mit digitaler als auch analoger Navigation.

6.1 Navigationsinstrumente

Effektives Navigieren ist eine Grundlage des Überlebens. Dieses Unterkapitel behandelt die Basics der Navigationstechniken, bei denen einfache Hilfsmittel wie Karten und Kompasse zum Einsatz kommen. Du wirst später wissen, wie du topografische Karten liest, Kompasspeilungen verstehst und dich in unbekanntem Terrain orientierst.

Wenn du diese grundlegenden Fähigkeiten beherrschst, kannst du sicher sein, dass du dich auch unter schwierigen Bedingungen zurechtfindest. Dieser Abschnitt zielt darauf ab, dein Selbstvertrauen bei der Bewegung durch die Wildnis zu stärken und sicherzustellen, dass du immer den Weg zurück in die Sicherheit findest oder dein geplantes Ziel ohne Zwischenfälle erreichst.

Verwendung des Kompasses

Ein Kompass ist eines der beständigsten Navigationsinstrumente und besonders wichtig in Umgebungen, in denen die Technik ausfallen kann oder nicht verfügbar ist. Im Grunde funktioniert ein Kompass so, dass er die magnetische Nordrichtung anzeigt. Er hilft, Karten richtig zu lesen, und ist ein Must-Have in deinem Survival Kit.

Richtige Anwendung

1. Halte den Kompass flach in deiner Hand oder auf einer ebenen Fläche. Achte darauf, dass er waagerecht ist, damit sich die Nadel frei drehen kann. Das markierte Ende der 2. 2. Nadel zeigt in Richtung magnetischer Norden.
3. Drehe die Lünette, bis die Gradmarkierung, die deiner gewünschten Richtung entspricht, mit dem Richtungspfeil auf dem Kompass übereinstimmt.
Halte den Kompass waagerecht vor dich, so dass der Fahrtrichtungspfeil geradeaus zeigt. 4. Drehe deinen Körper, bis die Nadel mit der markierten Peilung auf der Lünette übereinstimmt. Bewege dich in Richtung des Richtungspfeils vorwärts, während du die Nadel an deiner eingestellten Peilung ausrichtest.

Nachteile/Herausforderungen

Achte auf den Unterschied zwischen dem magnetischen Norden und dem geografischen Norden.
Halte den Kompass von metallischen Gegenständen und elektronischen Geräten fern, die die Magnetnadel stören können.
Überprüfe regelmäßig deine Peilung, um sicherzustellen, dass du noch auf dem richtigen Weg bist.
Übe den Gebrauch deines Kompasses in einem dir vertrauten Gebiet, bevor du dich in einer Überlebenssituation auf ihn verlässt.

Verwendung von Karten

Karten sind ein unschätzbares Hilfsmittel für die Navigation, da sie eine visuelle Darstellung des Geländes um dich herum bieten. Sie reichen von einfachen Straßenkarten bis hin zu detaillierten topografischen Karten, die Höhenunterschiede und Landformen zeigen. Um Routen zu planen, Orientierungspunkte zu erkennen und dich in der Wildnis oder in der Stadt zurechtzufinden, ist es wichtig zu wissen, wie du die verschiedenen Kartenarten liest.

Richtige Anwendung

1. Lerne die gebräuchlichsten Symbole und Farben, die auf Karten verwendet werden (z. B. blau für Wasser, grün für bewaldete Gebiete, Höhenlinien für Erhebungen).
2. Überprüfe den Maßstab der Karte, um zu erkennen, welche Entfernung jede Karteneinheit darstellt.
3. Orientiere dich an markanten Punkten wie Flüssen, Straßen oder Berggipfeln auf der Karte, um deinen Standort zu bestimmen.
4. Markiere deine geplante Route auf der Karte und beachte dabei wichtige Orientierungspunkte oder schwieriges Gelände, das du passieren wirst.

Nachteile/Herausforderungen

Halte deine Karte trocken und geschützt. Eine wasserfeste Hülle oder Laminierung kann Schäden bei Nässe verhindern.

Sei dir bewusst, dass durch natürliche und vom Menschen verursachte Veränderungen einige Kartendetails veraltet sein können. Versuche immer, die aktuellste verfügbare Karte zu verwenden.

Habe immer ein Ersatznavigationsmittel dabei, z. B. ein GPS-Gerät oder eine zweite Karte, für den Fall, dass die Hauptkarte verloren geht oder beschädigt wird.

GPS-Geräte

GPS-Geräte liefern präzise Positionsdaten für jeden Ort auf der Erde, indem sie Satelliten zur Positionsbestimmung nutzen. Diese Geräte haben die Navigation revolutioniert, indem sie den Standort in Echtzeit aktualisieren und bei der Navigation in unterschiedlichem Terrain helfen. GPS ist vor allem dort nützlich, wo herkömmliche Karten- und Kompassmethoden schwierig zu handhaben sind.

Richtige Anwendung

1. Nutze dein GPS, um Wegpunkte für wichtige Orte wie deinen Campingplatz, Wasserquellen oder den Standort deines Fahrzeugs zu markieren.
2. Aktiviere die Tracklog-Funktion, um deine Route aufzuzeichnen. So findest du leichter zurück.
3. Navigiere zu einem bestimmten Ort, indem du einen Wegpunkt auswählst und dich vom GPS dorthin führen lässt.
4. Sieh regelmäßig auf dem GPS-Bildschirm nach, ob dein Standort, die Richtung und die verbleibende Entfernung zu deinem Ziel aktualisiert werden.

Nachteile/Herausforderungen

GPS-Geräte sind batteriebetrieben. Nimm immer Ersatzbatterien oder eine Powerbank mit.

Beachte, dass dichtes Laub, Gebäude und extremes Wetter die Genauigkeit und Zuverlässigkeit der GPS-Signale beeinträchtigen können.

Verlasse dich nicht ausschließlich auf ein GPS-Gerät. Karte und Kompass sind wichtige Hilfsmittel, wenn das Gerät ausfällt.

Einige GPS-Geräte sind nicht vollständig wasserdicht oder können bei extremen Temperaturen nicht mehr funktionieren; berücksichtige bei der Wahl deines Geräts die Umgebung.

6.2 Navigieren ohne Technik

Wenn moderne Hilfsmittel nicht zur Verfügung stehen, bietet die natürliche Umgebung ihre eigenen Navigationshilfen. Weil diese anfangs nicht offensichtlich zu sein scheinen, geht es nun um natürliche Navigationstechniken, die Umweltindikatoren wie Sonne, Sterne, Mond oder Auffälliges um dich herum nutzen.

Viele dieser Methoden sind uralt. Schließlich gab es Zeiten – man mag es sich heute kaum mehr vorstellen –, in denen moderne Hilfsmittel noch gar nicht erfunden waren. Aber keine Sorge: Auch unsere Vorfahren haben es geschafft, sich in ihrer Umgebung zurechtzufinden, egal, ob in der Wüste, einem Nadelwald oder einer heruntergekommenen Stadt.

Mit der Sonne navigieren

Die Navigation nach der Sonne ist eine der ältesten Orientierungsmethoden, die sich den Weg der Sonne über den Himmel zunutze macht. Wenn du die Bewegung der Sonne von Osten nach Westen verstehst, kannst du dich an ihr orientieren, wenn keine anderen Hilfsmittel zur Verfügung stehen. Diese Methode ist besonders in offenen Gebieten nützlich, in denen die Sonne sichtbar ist, und hilft in Krisen, den ganzen Tag über deinen Richtungssinn zu behalten.

Achte unbedingt hierauf, um sicher zu navigieren

Denke daran, dass die Sonne bei uns im Osten aufgeht und im Westen untergeht. Dieses allgemeine Wissen ermöglicht eine grundlegende Ost-West-Orientierung.
Benutze einen Stock, den du senkrecht in den Boden steckst. Der kürzeste Schatten, den er wirft, zeigt auf der Nordhalbkugel zur Mittagszeit nach Norden.
Wenn du eine analoge Uhr hast, richte den Stundenzeiger auf die Sonne. Süden liegt dann auf halbem Weg zwischen dem Stundenzeiger und der 12-Uhr-Position.
Im Laufe des Tages bewegt sich die Sonne in einem Bogen über den Himmel. Dieser Bogen ist im Sommer höher und im Winter niedriger, was ebenfalls Aufschluss über die Jahres- und Tageszeit geben kann.
Bedeckter Himmel oder Nebel können die Sonne verdecken, so dass es schwierig ist, diese Methode effektiv anzuwenden.
Am frühen Morgen und späten Nachmittag, wenn die Sonne zu tief steht und ihr Schatten zu lang ist, nimmt die Genauigkeit der Navigation nach der Sonne ab.
Der Lauf der Sonne ändert sich mit den Jahreszeiten. Achte auf diese Veränderungen, um Fehlinterpretationen der Richtungen zu vermeiden.
Diese Methode variiert stark zwischen der Nord- und Südhalbkugel, und in der Nähe des Äquators kann die Sonnennavigation weniger zuverlässig sein, da die Sonne zu bestimmten Zeiten direkt über dem Kopf steht.

Mit den Sternen navigieren

Die Sternnavigation nutzt den Nachthimmel, um den Weg zu finden. Durch die Identifizierung bestimmter Sterne und Sternbilder kannst du die Richtung und den ungefähren Breitengrad bestimmen. Der Nordstern (Polaris) auf der Nordhalbkugel und das Kreuz des Südens auf der Südhalbkugel sind für diese Methode von zentraler Bedeutung, da sie in klaren Nächten eine zuverlässige Orientierungshilfe bieten.

Achte unbedingt hierauf, um sicher zu navigieren

Finde auf der Nordhalbkugel das Sternbild Großer Wagen und benutze die »Zeigersterne« am Rande seiner Schale, um den Polarstern zu finden, der mit dem geografischen Norden übereinstimmt.

Finde auf der Südhalbkugel das Sternbild Kreuz des Südens und verlängere die Längsachse des Kreuzes um das Viereinhalbfache seiner Länge, um den Süden zu finden.

Benutze den Gürtel des Orion, um Osten oder Westen zu finden. Der Gürtel geht im Osten auf und im Westen unter.

Lerne ein paar wichtige Sternbilder, die das ganze Jahr über in deiner Region zu sehen sind, um die Navigation zu erleichtern.

Die hellen Lichter der Städte können die Sicht auf die Sterne erschweren, vor allem auf die schwachen, was die Wirksamkeit dieser Methode in städtischen Gebieten einschränkt.

Bewölkung und jahreszeitliche Veränderungen können die Sicht auf die Sterne einschränken. Manche Sternbilder sind zu bestimmten Zeiten des Jahres nicht sichtbar.

Du musst mit den Sternenmustern und ihren jahreszeitlichen Erscheinungen am Himmel vertraut sein, was eine Herausforderung sein kann.

Das Reisen nach den Sternen funktioniert nur nachts, was zusätzliche Schwierigkeiten und Gefahren mit sich bringen kann, die bei Reisen am Tag nicht auftreten.

Mit Landmarken navigieren

Bei der Navigation anhand von Landmarken werden markante Merkmale in der Umgebung als Orientierungspunkte verwendet. Diese Technik hilft dabei, die Orientierung zu behalten und sich konstant auf ein Ziel zuzubewegen. Die effektive Nutzung von Orientierungspunkten ist besonders in komplexem Gelände wie Städten, dichten Wäldern oder Gebirgen sehr wichtig.

Achte unbedingt hierauf, um sicher zu navigieren

Wähle Orientierungspunkte, die leicht zu erkennen sind, wie z. B. hohe Bäume, Berggipfel oder besondere Gebäude.

Plane eine Route von einer Landmarke zur nächsten, um deine Bewegung und Richtung zu verfolgen.

Wann immer möglich, solltest du diese Merkmale auf einer Karte markieren, damit du das Gelände und deine Position darin besser verstehen kannst.

Behalte die Orientierungspunkte immer im Blick, wenn du dich bewegst, oder vergewissere dich, dass du weißt, wie sie aussehen sollten, wenn du zu ihnen zurückkehrst oder an ihnen vorbeigehst.

Nebel, Dunkelheit und andere Umwelteinflüsse können die Landmarken verdecken, so dass sie nur schwer zu erkennen sind.

Natürliche Orientierungspunkte können sich im Laufe der Zeit aufgrund von Umweltveränderungen wie Überschwemmungen, Erdrutschen oder Vegetationswachstum verändern.

Um sich auf Orientierungspunkte verlassen zu können, braucht man ein gutes Gedächtnis und eine gewisse Vertrautheit mit dem Gebiet, was an neuen oder selten besuchten Orten schwierig sein kann.

Gewöhnliche oder sich wiederholende Merkmale (z. B. ähnlich aussehende Bäume oder Hügel) können verwirrend sein und zu Desorientierung führen. Wähle nach Möglichkeit einzigartige, leicht zu unterscheidende Orientierungspunkte.

6.3 Navigation für Profis

Vermutlich möchtest du deine Navigationsfähigkeiten weiter verfeinern. Dann kannst du dich nun mit fortgeschrittenen Techniken befassen, die den Einsatz von Technologie und detailliertem Umweltwissen beinhalten. Du lernst, wie du Techniken und Hilfsmittel einsetzt, die sicher nicht besonders viele Menschen beherrschen, die aber unentbehrlich sind, wenn du dich im Krisenmodus befindest.

Mit diesen Methoden für Fortgeschrittene wirst du es schaffen, auch in Situationen zurechtzukommen, die ausweglos erscheinen. Denn genau darauf soll dich dieses Buch vorbereiten. Wenn du diese Techniken verstehst, verfügst du über ein umfassendes Navigationswissen, das so ziemlich jeder Herausforderung gewachsen ist.

Triangulation

Bei der Triangulation handelt es sich um eine Navigationsmethode, bei der man mithilfe einer Karte und eines Kompasses seinen genauen Standort bestimmt, indem man imaginäre Dreiecke zwischen bekannten Punkten bildet. Diese Methode ist besonders effektiv in weiten, offenen Räumen mit sichtbaren, eindeutigen Orientierungspunkten. Sie bietet hohe Genauigkeit und kann für die Navigation in abgelegenen Gebieten, in denen die Wege nicht klar definiert sind, wichtig sein.

Schritt-für-Schritt-Anleitung

1. Wähle drei sichtbare Orientierungspunkte, die auch auf deiner Karte eingezeichnet sind.
2. Benutze deinen Kompass, um die Peilung von deinem Standort zu jedem der drei Orientierungspunkte zu messen.
3. Zeichne auf deiner Karte Linien entlang der Peilung von jeder Landmarke zurück zu deiner geschätzten Position. Der Punkt, an dem sich diese Linien kreuzen, ist dein Standort.
4. Führe die Messungen ein paar Mal durch, um die Genauigkeit sicherzustellen, und passe sie bei Bedarf an.

Wichtige Hinweise

Die Triangulation erfordert eine klare, ungehinderte Sicht auf die Orientierungspunkte. Hindernisse wie Bäume oder Gebäude können deine Sicht erschweren oder behindern.

Die Genauigkeit deiner Standortbestimmung hängt von der Genauigkeit ab, mit der du die Peilung vornehmen kannst. Kleine Fehler können das Ergebnis erheblich beeinträchtigen.

Triangulation zu beherrschen, erfordert Übung und Vertrautheit sowohl mit dem Kompass als auch mit dem Kartenlesen.

Koppelnavigation

Bei der Koppelnavigation geht man von einer bekannten Position aus und berechnet seine aktuelle anhand der geschätzten Geschwindigkeit, der verstrichenen Zeit und der Richtung. Diese Methode ist dort besonders wichtig, wo du keine Orientierungspunkte hast, wie in der Wüste oder auf dem Ozean. Sie ermöglicht es dir, deinen Weg auch bei völliger Dunkelheit oder schlechten Sichtverhältnissen zu verfolgen.

Schritt-für-Schritt-Anleitung

1. Erkenne und markiere deine Startposition auf einer Karte.
2. Verwende eine Uhr, um die Zeit zu messen und deine Durchschnittsgeschwindigkeit zu schätzen.
3. Multipliziere deine Geschwindigkeit mit der zurückgelegten Zeit, um die zurückgelegte Entfernung zu schätzen.
4. Behalte mithilfe eines Kompasses die Richtung bei und passe deinen Kurs bei Bedarf an.

Wichtige Hinweise

Fehler bei der Schätzung der Geschwindigkeit oder der Richtung können sich über die Entfernung anhäufen und zu erheblichen Ungenauigkeiten führen.
Aktualisiere deine Berechnungen regelmäßig und passe deinen Kurs bei Bedarf an, um Fehler zu minimieren.
Wind, Strömungen, Gefälle und andere Umweltfaktoren können die Bewegung beeinflussen und sollten bei den Berechnungen berücksichtigt werden.
Habe immer einen Backup-Plan zum Navigieren, denn selbst kleine Fehler können über die Entfernung zu großen Problemen führen.

Schritte zählen

Indem du deine Schritte zählst, kannst du deine zurückgelegte Entfernung abschätzen. Das ist besonders nützlich in dichten Wäldern, bei Nebel oder in anderen Situationen, in denen die Sicht eingeschränkt ist und andere Navigationshilfen nicht funktionieren. Diese Technik erfordert ein Verständnis für die eigene Schrittlänge und die Fähigkeit, die zurückgelegten Schritte konsequent zu verfolgen.

Schritt-für-Schritt-Anleitung

1. Miss, wie viele Schritte du für eine bestimmte Strecke brauchst, um deine durchschnittliche Schrittzahl zu ermitteln.
2. Verwende einen manuellen Zähler oder eine Perlenkette, um deine Schritte zu zählen, während du unterwegs bist, und setze sie zurück, wenn du deine bekannte Distanz erreicht hast.
3. Halte deinen Schritt so gleichmäßig wie möglich, um möglichst genau schätzen zu können.
4. Verwende natürliche Markierungen oder erstelle eigene nach bekannten Entfernungen, um dich zu orientieren und beim Zählen Zwischenstände zu haben.

Wichtige Hinweise

Das Gelände kann sich auf die Schrittlänge auswirken. Bergauf, bergab und unebene Oberflächen können zu erheblichen Abweichungen führen.
Ermüdung kann die Schrittlänge und -zahl verändern. Achte darauf, sie möglichst konstant zu halten.
Ungünstige Wetterbedingungen können sowohl dein Tempo als auch deine Messungen beeinträchtigen.

6.4 Hilfe signalisieren

In einer Krisensituation kann es lebensrettend sein, für Hilfe zu signalisieren. In diesem Unterkapitel geht es um verschiedene Methoden, um Rettungskräften Signale zu geben – visuell mithilfe von Spiegeln und Feuern oder akustisch mit Signalen wie Pfeifen und Rufen.

Du lernst, wie du wirkungsvolle Signale erzeugst, die Aufmerksamkeit erregen und deinen Bedarf an Hilfe vermitteln. Wenn du diese Techniken kennst, kannst du deine Chancen erhöhen, gefunden und schnell gerettet zu werden, wenn du dich verirrt hast oder in Not bist.

Darüber hinaus lernst du auch zwei essentielle Alphabete kennen: das international verwendete NATO-Alphabet zum Buchstabieren sowie das Morsealphabet, mit dem du mit Klopfzeichen Nachrichten übermitteln kannst.

NATO-Alphabet

Das NATO-Alphabet, auch als Buchstabieralphabet der Internationalen Zivilluftfahrt-Organisation (ICAO) bekannt, ist ein standardisiertes Alphabet, das entwickelt wurde, um Missverständnisse bei der mündlichen Kommunikation zu vermeiden. Es wird häufig in Situationen verwendet, in denen eine klare und genaue Kommunikation entscheidend ist, wie in der Luftfahrt, im Militär, bei Notfall- und Rettungsdiensten sowie im internationalen Geschäftsverkehr.

Stell Dir vor, Du befindest Dich in einer lauten Umgebung oder musst eine wichtige Nachricht über ein Funkgerät oder Telefon übermitteln. In solchen Situationen kann es leicht zu Missverständnissen kommen, insbesondere wenn Buchstaben ähnlich klingen, wie zum Beispiel "B" und "D" oder "M" und "N". Hier kommt das NATO-Alphabet ins Spiel.

Jeder Buchstabe des englischen Alphabets ist im NATO-Alphabet mit einem eindeutigen Wort verbunden, das klar und leicht verständlich ist. Zum Beispiel steht "A" für "Alfa", "B" für "Bravo", "C" für "Charlie" und so weiter. Das bedeutet, wenn Du den Buchstaben "C" übermitteln musst, sagst Du "Charlie". Dadurch wird sichergestellt, dass der Empfänger den richtigen Buchstaben versteht, selbst wenn die Verbindung schlecht ist oder Hintergrundgeräusche vorhanden sind.

A – ALPHA

B – BRAVO

C – CHARLIE

D – DELTA

E – ECHO

F – FOXTROT

G – GOLF

H – HOTEL

I – INDIA

J – JULIETT

K – KILO

L – LIMA

M – MIKE

N – NOVEMBER

O – OSCAR

P – PAPA

Q – QUEBEC

R – ROMEO

S – SIERRA

T – TANGO

U – UNIFORM

V – VICTOR

W -WHISKEY

X – XRAY

Y – YANKEE

Z – ZULU

Morsealphabet

Das Morsealphabet ist ein System zur Kodierung von Buchstaben, Zahlen und Satzzeichen durch kurze und lange Signale, die als "Punkte" und "Striche" bezeichnet werden. Es wurde im frühen 19. Jahrhundert von Samuel Morse und Alfred Vail entwickelt und ist nach wie vor ein wertvolles Kommunikationsmittel, besonders in Notfallsituationen und bei der drahtlosen Kommunikation.

Stell Dir vor, Du befindest Dich in einer Lage, in der herkömmliche Kommunikationsmittel wie Telefon oder Internet nicht verfügbar sind. Hier kann das Morsealphabet lebensrettend sein. Es wird häufig in der Seefahrt, beim Amateurfunk und von Militärs verwendet, da es über akustische Signale, Lichtsignale oder Funkwellen übermittelt werden kann. Ein berühmtes Beispiel ist das SOS-Signal (· · · — — — · · ·), das international als Notruf erkannt wird.

Das Erlernen des Morsealphabets kann Dir in vielen Situationen nützlich sein. Wenn Du zum Beispiel wandern gehst und Dich in der Wildnis verirrst, könntest Du mit einer Taschenlampe Morsezeichen senden, um Rettungskräfte auf Dich aufmerksam zu machen. Auch bei Stromausfällen oder in abgelegenen Gebieten, wo keine moderne Kommunikationstechnologie zur Verfügung steht, kannst Du durch Klopfzeichen oder Pfeifsignale mit anderen kommunizieren.

A	· —	N	— ·
B	— · · ·	O	— — —
C	— · — ·	P	· — — ·
D	— · ·	Q	— — · —
E	·	R	· — ·
F	· · — ·	S	· · ·
G	— — ·	T	—
H	· · · ·	U	· · —
I	· ·	V	· · · —
J	· — — —	W	· — —
K	— · —	X	— · · —
L	· — · ·	Y	— · — —
M	— —	Z	— — · ·

1	· — — — —	6	— · · · ·
2	· · — — —	7	— — · · ·
3	· · · — —	8	— — — · ·
4	· · · · —	9	— — — — ·
5	· · · · ·	0	— — — — —

Visuelle Signale

In Notsituationen kann die Möglichkeit, effektiv um Hilfe zu rufen, den Unterschied zwischen Leben und Tod ausmachen. Visuelle Signale sind eine Methode, um die Aufmerksamkeit von Rettungskräften oder Passanten zu erregen. Das können Spiegel, bunte Kleidung, Flaggen oder große Symbole auf offener Fläche sein. Optische Signale setzt du am besten in gut sichtbaren Bereichen und tagsüber ein, um die Chance zu erhöhen, gesehen zu werden.

Möglichkeiten

1. Verwende einen Spiegel oder ein anderes reflektierendes Objekt, um Lichtblitze zu erzeugen.
2. Verwende Steine, Baumstämme oder sogar Schnee, um SOS oder andere international anerkannte Notsignale in großen, deutlichen Buchstaben zu schreiben.
3. Hänge leuchtend bunte Stoffe an Stangen oder in Baumzweigen auf.
4. Errichte drei Feuer in einem Dreieck oder einer geraden Linie, wenn möglich. Dies ist ein international anerkanntes Notsignal.

Wichtig zu beachten!

Stark bewaldete Gebiete können dafür sorgen, dass dein Signal nicht sichtbar ist.
Berücksichtige das Wetter und die Tageszeit. Manche Signale sind unter bestimmten Bedingungen effektiver.
Achte bei der Aufstellung von Signalen auf die Umwelt. Vermeide es, die Natur unnötig zu beschädigen oder Müll zu hinterlassen.
Achte darauf, Signalfeuer zu kontrollieren und nicht Gefahr zu laufen, einen Flächenbrand auszulösen.

Tonsignale

Schallsignale können visuelle Barrieren durchdringen, die Lichtsignale nicht erreichen, wie z. B. dichte Wälder oder neblige Umgebungen. Pfeifen, Hupen oder Klopfen auf Metallgegenstände kann helfen, Aufmerksamkeit auf dich zu lenken. Tonsignale sind besonders nützlich, um mögliche Retter herbeizurufen, die sich in Hörweite befinden, aber vielleicht keine direkte Sichtverbindung haben.

Möglichkeiten

1. Pfeife dreimal hintereinander und mache dazwischen eine Pause, um auf eine Reaktion zu warten.
2. Benutze alle verfügbaren Metallgegenstände, um laute Geräusche zu erzeugen, indem du sie aneinander oder gegen eine harte Oberfläche schlägst.
3. Wenn du dafür ausgerüstet bist, gib in regelmäßigen Abständen drei Schüsse ab, um deine Notlage zu signalisieren.
4. Schreie oder rufe in regelmäßigen Abständen laut.

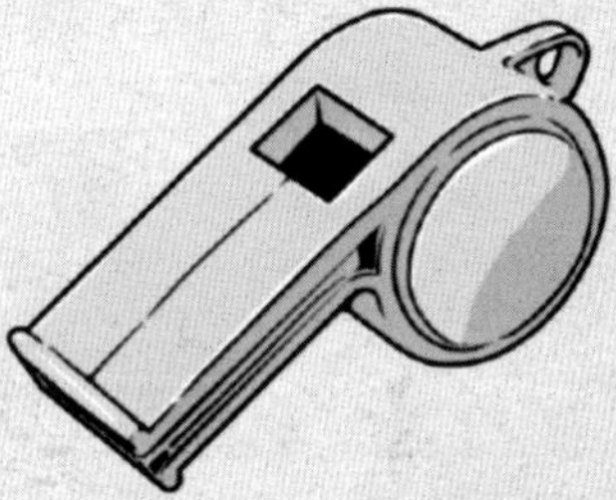

Wichtig zu beachten!

Je nach Gelände und Bedingungen können sich Geräusche sehr unterschiedlich weit ausbreiten.

Regelmäßige und sich wiederholende Signale können den Rettungskräften helfen, deinen Standort leichter zu finden.

Achte auf deinen Energieverbrauch, besonders in kalten Umgebungen, in denen Schreien oder wiederholte Bewegungen deinen Kalorienverbrauch deutlich erhöhen können.

Bedenke je nach Szenario das Risiko, unerwünschte Aufmerksamkeit von wilden Tieren oder feindlich gesinnten Personen auf dich zu ziehen.

Feuer- und Rauchsignale

Feuer und Rauch sind Signalmethoden, die aus großer Entfernung gesehen werden können und bei klarem Wetter besonders effektiv sind. Rauchsignale am Tag und Feuer in der Nacht können Retter auf deine Anwesenheit aufmerksam machen. Diese Signale setzt am besten auf sichere und kontrollierte Weise ein, um Waldbrände zu verhindern.

Möglichkeiten

1. Füge grüne Vegetation oder Gummi zu einem Feuer hinzu, um bei Tageslicht dichten Rauch zu erzeugen.
2. Halte ein Feuer in der Nacht am Laufen und sorge dafür, dass es aus der Luft und der Umgebung sichtbar ist.
3. Ähnlich wie bei Bodensymbolen werden Feuersignale, die in erkennbaren Mustern angeordnet sind, mit größerer Wahrscheinlichkeit als Notsignal interpretiert.
4. Leuchtraketen können sowohl bei Tag als auch bei Nacht intensive und unmissverständliche Signale geben.

Wichtig zu beachten!

Behalte immer die Kontrolle über jedes Feuer, das du als Signal entfachst, um zu verhindern, dass es zu einem Flächenbrand kommt.
Stelle sicher, dass du genug Brennstoff hast, um das Feuer so lange am Brennen zu halten, wie es für deine Rettung notwendig ist.
Wähle Standorte für Feuer und Rauchsignale, die frei von überhängenden Ästen sind und eine gute Sicht bieten.
Sei dir der Auswirkungen auf die Umwelt bewusst, besonders in trockenen oder sensiblen ökologischen Gebieten.

6.5 Kommunikationsmittel im Notfall

Neben den unmittelbaren Notsignalen ist die Aufrechterhaltung der Kommunikation während eines Notfalls entscheidend. Auf den folgenden Seiten lernst du eine Reihe von Notfall-Kommunikationsmethoden kennen, die dir helfen können, im Krisenfall mit der Außenwelt und deiner Familie in Kontakt zu bleiben.

Du lernst die Funktionen der einzelnen Geräte kennen und erfährst, wie du sie in verschiedenen Situationen einsetzen kannst und wo ihre Grenzen liegen. Diese Hilfsmittel helfen nicht nur dabei, um Hilfe zu signalisieren, sondern auch dabei, über Rettungsaktionen informiert zu bleiben und dich mit deinen Rettern zu koordinieren.

Leuchtraketen

Line	Funktion	Wichtigkeit	Gewicht
3rd Line	Visuelles Signal	✪✪	100–150 g

Leuchtraketen sind ein wichtiges Notfallsignal, das sowohl an Land als auch auf See aus großer Entfernung zu sehen ist. Sie sind besonders effektiv, wenn es darum geht, bei Nacht oder bedecktem Himmel die Aufmerksamkeit von Rettungskräften zu erregen. Leuchtraketen können in der Hand gehalten oder abgefeuert werden und erzeugen ein helles, brennendes Licht oder bunten Rauch, der sich von natürlichen Hintergründen abhebt.

How to

Finde heraus, ob die Leuchtrakete für den Tag oder für die Nacht gedacht ist. Rauchraketen sind in der Regel für den Tag, Lichtraketen für die Nacht gedacht.

Lies vor der Verwendung die Anweisungen auf der Verpackung der Rakete sorgfältig durch.

Halte die Rakete beim Anzünden von deinem Körper und Gesicht fern, um Verbrennungen oder Verletzungen zu vermeiden.

Bei Leuchtraketen, die mit einem Raketenwerfer abgefeuert werden: Ziele senkrecht oder leicht angewinkelt von dir weg, um die Sichtbarkeit und Sicherheit zu erhöhen.

Was es zu beachten gilt

Überprüfe regelmäßig den Bestand an Leuchtraketen, da sie ein Verfallsdatum haben und regelmäßig ersetzt werden müssen.

Bewahre die Raketen an einem trockenen, zugänglichen Ort auf, damit du im Notfall schnell darauf zugreifen kannst.

Sei dir über die Sichtbarkeit von Leuchtraketen im Klaren, die von den Wetterbedingungen und dem umliegenden Gelände eingeschränkt werden kann.

Aufgrund der begrenzten Menge und der einmaligen Verwendung solltest du Raketen mit Bedacht einsetzen.

Funkgeräte

Line	Funktion	Wichtigkeit	Gewicht
1st Line	Verbale Kommunikation	✪✪✪	150–250 g

Funkgeräte sind wichtig, um die Kommunikation mit der Außenwelt aufrechtzuerhalten, wenn die normalen Kommunikationsnetze nicht verfügbar sind. Sie können Wetterwarnungen und Notfallmeldungen empfangen und ermöglichen eine Zwei-Wege-Kommunikation mit Rettungskräften. Dazu gehören auch Amateurfunkgeräte, die eine Verbindung zu einem Netzwerk von Betreibern herstellen können, die im Notfall Hilfe leisten.

How to

Wähle ein Funkgerät, das deinen speziellen Bedürfnissen entspricht. Nicht alle ermöglichen eine Zwei-Wege-Kommunikation.

Vergewissere dich, dass dein Funkgerät voll aufgeladen ist, und ziehe Funkgeräte mit Handkurbeln oder Solarzellen in Betracht.

Teste dein Funkgerät regelmäßig, um sicherzustellen, dass es sowohl Signale senden als auch empfangen kann.

Lass das Funkgerät eingeschaltet – besonders wenn du Unwetter erwartest oder dich in unbekanntem Gebiet aufhältst.

Was es zu beachten gilt

Achte auf die Reichweite und die Grenzen deines Funkgeräts, besonders in abgelegenen Gebieten, wo das Signal durch das Gelände behindert werden könnte.

Für einige Frequenzen – insbesondere für Amateurfunkgeräte – könnte eine Lizenz erforderlich sein, um legal zu funken.

Berücksichtige die Widerstandsfähigkeit des Funkgeräts gegenüber Umwelteinflüssen, vor allem wenn du mit schwierigen Wetterbedingungen rechnest.

Für den effektiven Betrieb mancher Notfunkgeräte sind besondere Kenntnisse oder Schulungen erforderlich.

Satellitentelefon

Line	Funktion	Wichtigkeit	Gewicht
1st Line	Verbale Kommunikation	✪✪✪	200–300 g

Satellitentelefone sind in Krisen für Menschen wichtig, die in abgelegenen Gebieten unterwegs sind, in denen es keinen Mobilfunkempfang gibt. Sie nutzen Satelliten, um Textnachrichten und GPS-Koordinaten zu senden und bieten so eine zuverlässige Methode für die Kommunikation im Notfall.

How to

Richte dein Gerät mit allen notwendigen Kontakten und Nachrichten ein, solange noch keine Krisensituation herrscht.

Nutze dein Telefon, um in regelmäßigen Abständen oder nach einem vorher festgelegten Zeitplan Statusmeldungen zu senden.

Mache dich mit den Notfallfunktionen des Geräts vertraut, z. B. mit der SOS-Taste, die einen sofortigen Alarm an Notdienste sendet und deinen Standort angibt.

Was es zu beachten gilt

Behalte den Batteriestand im Auge und halte Solarladegeräte oder Ersatzbatterien zum Aufladen bereit.

Teste das Gerät vor jeder Fahrt gründlich, um seine Funktionalität sicherzustellen.

Sei dir bewusst, dass die Verwendung solcher Geräte in der Regel bedeutet, dass du deine Standortdaten weitergibst, was Auswirkungen auf den Datenschutz haben kann – auch wenn das in Krisen vermutlich zu vernachlässigen ist.

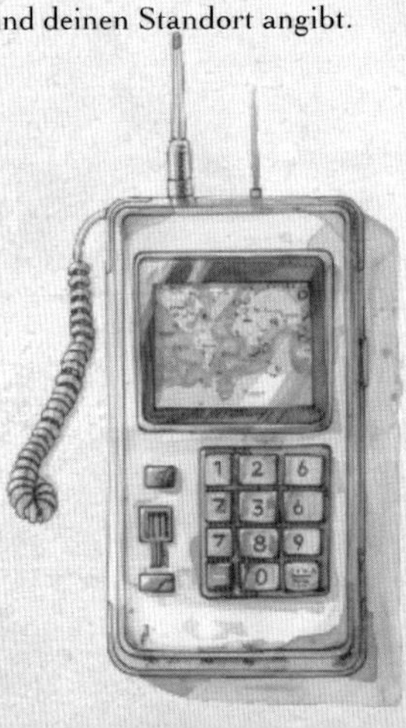

Signaltafeln und Codes

Line	Funktion	Wichtigkeit	Gewicht
3rd Line	Visuelles Signal	✪✪	300–500 g

Signaltafeln und kodierte Signale werden verwendet, um bestimmte Nachrichten an Flugzeuge oder entfernte Beobachter zu übermitteln, wenn eine verbale Kommunikation nicht möglich ist. Diese Hilfsmittel sind bei groß angelegten Rettungsaktionen nötig, besonders in weitläufigen, unbewohnten Gebieten.

How to

Wähle Signaltafeln in leuchtenden Farben, damit sie sich von der natürlichen Umgebung abheben.

Lerne die grundlegenden, international anerkannten Signalcodes (z. B. »V« für »Hilfe benötigt«, »X« für »medizinische Hilfe benötigt«).

Platziere die Tafeln auf Lichtungen oder ebenen Flächen, wo sie ohne Hindernisse aus der Luft sichtbar sind.

Achte darauf, dass die Tafeln sicher angebracht sind, damit sie sich nicht durch Wind oder Tiere bewegen.

Was es zu beachten gilt

Übe den Einsatz der Tafeln während deiner Vorbereitung, damit du sie im Notfall schnell und effektiv einsetzen kannst.

Berücksichtige Umweltbedingungen, die die Sichtbarkeit der Tafeln beeinträchtigen können, wie Nebel, Regen oder Schnee.

Es kann sein, dass die Tafeln für längere Zeit aufgestellt werden müssen. Sei darauf vorbereitet, sie an Ort und Stelle zu lassen, bis Hilfe eintrifft.

Wenn du die Tafeln an einem festen Standort aufstellst, solltest du sie regelmäßig überprüfen, um sicherzustellen, dass sie sichtbar sind und sich in der richtigen Position befinden.

7. Erste Hilfe

In der unbarmherzigen Wildnis, wenn die Welt kocht, wird eine kleine Verletzung schnell zu einer lebensbedrohlichen Situation. Jeder Schritt und jeder Atemzug kann über Leben und Tod entscheiden. Hilfe könnte kilometerweit entfernt sein, ohne eine Chance, sie zu erreichen. Dein verstauchter Knöchel, dein Schlangenbiss oder deine mentalen Probleme werden zum Hindernis. Wie viel weißt du noch aus dem Erste-Hilfe-Kurs aus deiner Fahrschulzeit? Und wie viel, glaubst du, kannst du davon anwenden, wenn sich der Krisenmodus erst einmal eingestellt hat?

Du warst müde, hast dich bei einem Schritt verschätzt und – zack! Dein Knöchel tut höllisch weh. Ist er verstaucht? Gebrochen? Egal – er tut weh, du kannst kaum laufen. Also musst du ihn schienen, um wenigstens noch etwas voranzukommen.
Als du gerade durch das Dickicht liefst, hörtest du ein kurzes Zischeln links neben dir. Noch bevor du hinsehen und reagieren konntest, hat die Schlange zugebissen. Sie ist nicht besonders giftig, du wirst nicht sterben, aber weiterzugehen ist gerade auch keine Option. Wie reinigt man eine Wunde nochmal richtig?

Das nächste Kapitel wird dir helfen, dich auf diese Notfälle vorzubereiten. Egal ob du im Wald oder in einer städtischen Umgebung unterwegs bist – kleine Tücken als Ursachen für nervige Verletzungen lauern überall. Aber nicht nur das: Deiner Psyche tut die Krise überhaupt nicht gut. Du brauchst dringend einen Weg, um mit diesem Gedankenkarussell fertig zu werden. Lies unbedingt weiter, um herauszubekommen, wie du die riesigen Herausforderungen, die die Krise mit sich bringt, meistern kannst, ohne daran körperlich und mental zugrunde zu gehen.

7.1 Erste-Hilfe-Ausrüstung

Die richtige Erste-Hilfe-Ausrüstung ist wichtig, um kleinere Verletzungen zu behandeln und zu verhindern, dass sie im Laufe der Zeit zu großen Herausforderungen werden. Hier erfährst du, wie du eine Erste-Hilfe-Ausrüstung zusammenstellst, die auf Survivalsituationen zugeschnitten ist. Du erfährst, welche Gegenstände du unbedingt brauchst, zum Beispiel Verbände, Antiseptika, Schmerzmittel und Werkzeuge zur Behandlung von häufigen Beschwerden und Verletzungen.

Wenn du weißt, wie du diese Utensilien effektiv einsetzen kannst, bist du in der Lage, schnell und angemessen auf medizinische Bedürfnisse zu reagieren und sie zu versorgen, bis professionelle Hilfe eintrifft. Dieses Grundwissen ist für jeden, der sich in die Wildnis begibt, unerlässlich, damit du unerwartete Gesundheitsprobleme selbstbewusst angehen kannst.

Bandagen und Verbände

Funktion	Anwendbarkeit	Wichtigkeit	Gewicht
Blutung stillen	✪✪✪	✪✪✪	30–60 g

Bandagen und Verbände sind das A und O eines jeden Erste-Hilfe-Koffers. Sie helfen dabei, Blutungen zu stillen, Wunden vor Infektionen zu schützen und den Zustand der verletzten Stellen zu erhalten. In einer echten Krise, in der der Zugang zu medizinischen Einrichtungen eingeschränkt sein kann, kann die richtige Verwendung von Verbänden die Heilungschancen erheblich verbessern und Komplikationen verhindern.

Clever einsetzen

Wähle einen Verband, der der Größe und dem Schweregrad der Wunde angemessen ist.

Reinige und trockne die Haut um die Wunde herum, damit der Verband gut haftet.

Lege den Verband auf die Wunde und sichere ihn mit Binden, wobei du darauf achtest, dass er einen gleichmäßigen Druck ausübt.

Überprüfe die Durchblutung jenseits des Verbandes, nachdem du ihn befestigt hast, um sicherzustellen, dass er nicht zu eng ist.

Mache es nicht schlimmer

Verwende immer sterile Materialien, damit keine Bakterien in die Wunde gelangen.

Achte auf eventuelle Allergien gegen Materialien in Binden und Verbänden, wie z. B. Latex.

Wechsle die Verbände regelmäßig, um den Heilungsprozess der Wunde zu überwachen und Infektionen zu vermeiden.

Entsorge gebrauchte Verbände sicher, um Verunreinigungen zu vermeiden.

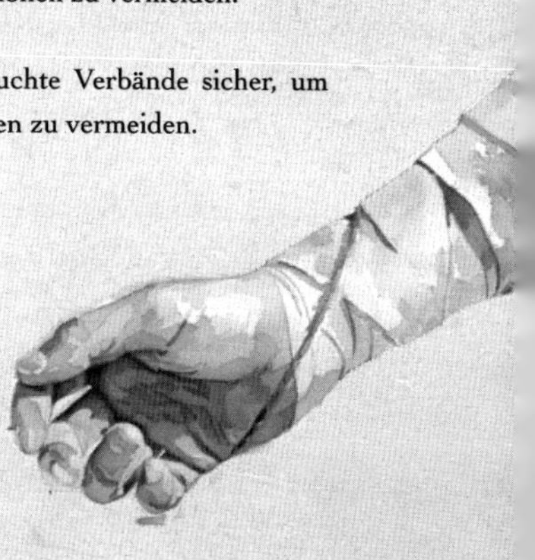

Antiseptika

Funktion	Anwendbarkeit	Wichtigkeit	Gewicht
Desinfektion	✪✪✪	✪✪✪	20–100 g

Antiseptika wie Jod- oder Alkoholtücher sind wichtig, um Wunden zu reinigen und Infektionen zu verhindern. Ihre ordnungsgemäße Anwendung ist in Umgebungen, in denen man viel Schmutz und Bakterien ausgesetzt ist, sehr wichtig. Einige in deinem Survival Kit zu haben, ermöglicht eine flexible Reaktion auf verschiedene Arten von Wunden und stellt sicher, dass die Erstversorgung so effektiv wie möglich ist.

How to

Bestimme das am besten geeignete Antiseptikum für die Art und den Schweregrad der Wunde.

Reinige die Wunde von der Mitte nach außen mit einem sterilen, in Antiseptikum getränkten Pad.

Verwende jedes Tuch oder Pad nur einmal, um Kreuzkontaminationen zu vermeiden.

Lasse das Antiseptikum auf natürliche Weise trocknen, um eine gründliche Desinfektionswirkung zu erzielen.

Was es zu beachten gilt

Einige Antiseptika sind für bestimmte Wunden zu hart und können bei unsachgemäßer Anwendung die Heilung verzögern.

Achte immer auf Allergien, besonders bei Antiseptika, die empfindliche Haut reizen können.

Überprüfe regelmäßig das Verfallsdatum auf antiseptischen Lösungen, da ihre Wirksamkeit mit der Zeit nachlässt.

Bewahre Antiseptika an einem kühlen, trockenen Ort und vor direkter Sonneneinstrahlung geschützt auf, um ihre Wirksamkeit zu erhalten.

Medikamente

Funktion	Anwendbarkeit	Wichtigkeit	Gewicht
z. B. Schmerzlinderung	✪✪✪	✪✪	20–50 g

Medikamente sind ein wichtiger Bestandteil einer Erste-Hilfe-Ausrüstung – von der Schmerzlinderung bis hin zu allergischen Reaktionen. Eine Grundausstattung an rezeptfreien Medikamenten kann helfen, Beschwerden und Symptome zu lindern, bis weitere Hilfe eintrifft, und ist daher unverzichtbar, wenn der Krisenfall eintritt.

How to

Halte eine Reihe von Medikamenten bereit, darunter Schmerzmittel, Entzündungshemmer und Antihistaminika.

Halte dich immer an die empfohlenen Dosierungen und Anweisungen, die den Medikamenten beiliegen.

Achte darauf, dass alle Medikamente deutlich mit ihrem Namen, ihrem Verwendungszweck und dem Verfallsdatum beschriftet sind.

Bewahre die Medikamente in einem wasser- und luftdichten Behälter auf, um sie vor Feuchtigkeit und Verderb zu schützen.

Was es zu beachten gilt

Informiere dich über Allergien und Krankheiten, die mit den verfügbaren Medikamenten in Wechselwirkung stehen können.

Gib die richtige Dosierung für Kinder und ältere Menschen an, wenn sie zu deiner Gruppe gehören.

Lagere temperaturempfindliche Medikamente entsprechend ihrer Anforderungen, um ihre Wirksamkeit zu erhalten.

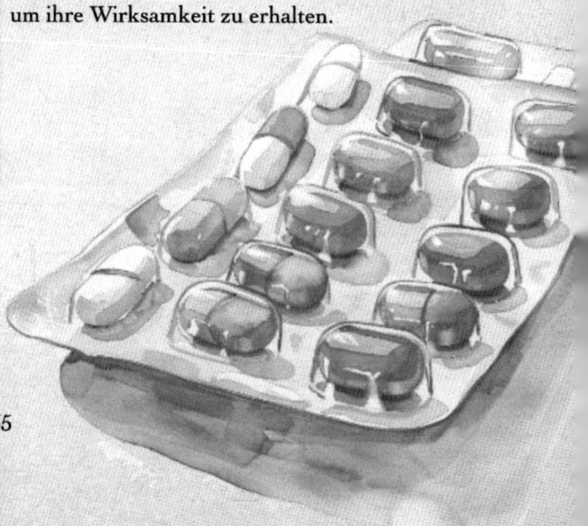

Werkzeug-Basics

Funktion	Anwendbarkeit	Wichtigkeit	Gewicht
Wundpflege	✪✪✪	✪✪✪	30–120 g

Gegenstände wie Pinzetten, Scheren und Sicherheitsnadeln ermöglichen die richtige Handhabung und Anwendung anderer Bestandteile des Kits, wie z. B. Verbände und Pflaster, und sind nötig, um Verschmutzungen aus Wunden zu entfernen oder notwendige Anpassungen der Ausrüstung vorzunehmen.

How to

Benutze eine sterilisierte Pinzette, um Fremdkörper wie Splitter, Dornen oder kleine Steine aus Wunden zu entfernen.

Verwende eine scharfe Schere, um Verbände, Klebeband oder Kleidung von den Verletzungsstellen wegzuschneiden, ohne weitere Schäden zu verursachen.

Verwende Sicherheitsnadeln, um Schienen oder provisorische Verbände zu befestigen und um die Kleidung anzupassen, damit Schwellungen ausgeglichen werden können.

Ein Multi-Tool mit verschiedenen Funktionen kann für komplexere Aufgaben wie das Schneiden dickerer Materialien oder das Einstellen anderer Ausrüstung nützlich sein.

Was es zu beachten gilt

Achte darauf, dass alle Werkzeuge vor und nach dem Gebrauch sterilisiert werden, um die Übertragung von Infektionen auf Wunden zu verhindern.

Überprüfe die Werkzeuge regelmäßig auf Rost, Stumpfheit oder Schäden und ersetze sie bei Bedarf.

Bewahre die Werkzeuge leicht zugänglich im Verbandskasten auf, am besten in einem separaten Fach, damit sie schnell zur Hand sind.

Mache dich mit der effektiven und sicheren Verwendung der einzelnen Werkzeuge vertraut, um Unfälle bei der Anwendung zu vermeiden.

Spezielle Werkzeuge

Funktion	Anwendbarkeit	Wichtigkeit	Gewicht
Verletzungs-behandlung	✪✪	✪✪	30–150 g

Aderpressen, Schienen oder Wärmedecken sind wichtig für schwere Verletzungen, die umfangreichere Hilfe erfordern. Diese Artikel wurden entwickelt, um kritische Verletzungen und Zustände effektiv zu behandeln und je nach Bedarf zu stützen, zu wärmen oder ruhig zu stellen.

How to

Lege einen Druckverband nur an, wenn starke Blutungen nicht anders gestillt werden können. Lege ihn zwischen der Wunde und dem Herzen an und ziehe ihn fest, bis die Blutung aufhört.

Verwende Schienen, um gebrochene oder verstauchte Gliedmaßen zu fixieren. Polstere die Schiene ausreichend, um weitere Verletzungen zu vermeiden.

Wenn möglich, nutze bei der Mund-zu-Mund-Beatmung einen Gesichtsschutz, um keine Krankheiten zu übertragen.

Was es zu beachten gilt

Die richtige Schulung im Umgang mit Hilfsmitteln wie Aderpressen und Schienen ist entscheidend, da eine falsche Anwendung zu Komplikationen führen kann.

Berücksichtige die Umgebungsbedingungen (extreme Kälte, Hitze), wenn du Gegenstände wie Wärmedecken verwendest, um sicherzustellen, dass sie effektiv funktionieren.

Passe die speziellen Werkzeuge in deiner Ausrüstung an die spezifischen Bedürfnisse und potenziellen Risiken deiner Gruppe an – abhängig von deiner voraussichtlichen Umgebung.

7.2 Verletzungen behandeln

Verletzungen wie Schnittwunden, Verbrennungen, Verstauchungen und Knochenbrüche sind in Survival-Szenarien sehr wahrscheinlich. In diesem Unterkapitel geht es darum, diese häufigen Verletzungen zu erkennen und zu behandeln. Du wirst Schritt für Schritt lernen, wie du jede Art von Verletzung behandelst, von der Reinigung der Wunden bis zur Ruhigstellung gebrochener Gliedmaßen.

Diese grundlegenden Behandlungsprotokolle zu beherrschen, kann deine Überlebenschancen erheblich beeinflussen, indem sie das Risiko von Komplikationen verringern und eine schnellere Genesung gewährleistet. Dieses Wissen versetzt dich in die Lage, in kritischen Momenten sofort zu handeln und deine Gesundheit und die anderer zu schützen.

Schnitte und Schürfwunden

Schnitt- und Schürfwunden gehören zu den häufigsten Verletzungen. Die richtige Versorgung ist wichtig, um Infektionen zu verhindern und die Heilung zu fördern. Eine rechtzeitige und passende Behandlung verhindert, dass kleine Verletzungen zu großen Problemen werden, vor allem, wenn keine sofortige medizinische Hilfe verfügbar ist. Zu wissen, wie man diese Wunden reinigt, desinfiziert und schützt, ist ein Survival-Basic.

Schritt-für-Schritt-Anleitung

1. Spüle die Wunde mit sauberem Wasser aus, um alle Verunreinigungen zu entfernen.
2. Trage ein sanftes Antiseptikum auf die Wunde auf, um Infektionen zu verhindern.
3. Bedecke die Wunde mit einem sterilen Verband, um sie vor weiteren Verletzungen und Verunreinigungen zu schützen.
4. Verwende medizinisches Tape oder eine Bandage, um den Verband sicher zu fixieren.

Wichtige Hinweise

Tiefere Wunden können professionelle medizinische Hilfe erfordern. Sei darauf vorbereitet, wenn möglich, Hilfe zu holen.

Achte auf Rötungen, Schwellungen, starke Schmerzen oder Eiter, die Anzeichen für eine Infektion sind.

Wechsle die Verbände mindestens täglich oder früher, wenn sie nass oder schmutzig geworden sind.

Vergewissere dich, dass deine Tetanus-Impfungen auf dem neuesten Stand sind, denn Erde und Staub können Tetanussporen enthalten.

Verbrennungen

Verbrennungen, ob durch Feuer, Chemikalien oder Sonneneinstrahlung, müssen sofort behandelt werden, um den Schaden zu minimieren und die Heilung zu fördern. Beim Survival kommt es bei der Behandlung von Verbrennungen auf eine schnelle und effiziente Versorgung an, um Komplikationen wie Infektionen oder eine langwierige Genesung zu verhindern.

Schritt-für-Schritt-Anleitung

1. Kühle die Verbrennung sofort mit kühlem (nicht kaltem) Wasser für mindestens zehn Minuten, um Schwellungen und Schmerzen zu reduzieren.
2. Verwende einen sterilen, nicht klebenden Verband oder ein sauberes Tuch, um die Verbrennung abzudecken und sie vor Luft und Verunreinigungen zu schützen.
3. Lasse die Blasen nicht aufplatzen, da dies das Risiko einer Infektion erhöht.
4. Halte die Person warm und achte auf Anzeichen eines Schocks, wie z. B. blasse Haut, Schwitzen oder Ohnmacht.

Wichtige Hinweise

Beurteile den Schweregrad – Verbrennungen dritten Grades erfordern immer professionelle medizinische Hilfe.
Verwende niemals Eis auf Verbrennungen, da es die Haut weiter schädigen kann.
Ziehe bei chemischen Verbrennungen alle kontaminierten Kleidungsstücke aus und spüle die Haut gründlich mit fließendem, sauberem Wasser ab.
Schütze dich vor Sonnenbränden, indem du Sonnencreme aufträgst und Schutzkleidung trägst.

Brüche und Verstauchungen

Brüche und Verstauchungen sind schmerzhaft und können zu einer Schwächung führen, wenn sie nicht richtig behandelt werden. Im Krisenmodus ist die Fähigkeit, verletzte Gliedmaßen ruhig zu stellen und zu stützen, von entscheidender Bedeutung, um weitere Verletzungen zu verhindern und bei Bedarf die Bewegung zu erleichtern.

Schritt-für-Schritt-Anleitung

1. Verwende eine Schiene, um die betroffene Stelle ruhig zu stellen. Vermeide unnötige Bewegungen des Körperteils.
2. Wenn möglich, solltest du die verletzte Gliedmaße hochlagern, um Schwellungen und Schmerzen zu verringern.
3. Lege einen Kühlakku oder eine Eispackung auf die betroffene Stelle, um die Schwellung zu reduzieren.
4. Wenn der Verdacht auf einen Bruch besteht, solltest du so schnell wie möglich professionelle medizinische Hilfe in Anspruch nehmen.

Wichtige Hinweise

Achte auf die Anzeichen von Brüchen, wie sichtbare Verformungen, Schwellungen und starke Schmerzen.
Achte darauf, dass die Schienen nicht zu eng sind, da dies die Durchblutung behindern kann.
Kontrolliere regelmäßig, ob sich die Farbe, die Temperatur oder das Gefühl unterhalb der Verletzung verändert haben.
Überlege dir, wie du die verletzte Person mit möglichst wenig Bewegung transportieren kannst.

Bisse und Stiche

Bisse und Stiche von Tieren können von leicht reizend bis lebensbedrohlich reichen. In einer Krisensituation ist es wichtig, die Art des Bisses oder Stichs zu erkennen und die richtige Reaktion darauf zu finden. Eine sofortige Behandlung kann schwerwiegende Reaktionen und Infektionen verhindern, besonders wenn der Zugang zu medizinischen Einrichtungen verzögert wird oder nicht möglich ist.

Schritt-für-Schritt-Anleitung

1. Wenn möglich, identifiziere das Tier, um die richtige Behandlung zu bestimmen.
2. Wasche die Stelle mit Wasser, um das Risiko einer Infektion zu verringern.
3. Wenn ein Stachel vorhanden ist, kratze ihn vorsichtig mit einem Fingernagel oder einer Kreditkarte heraus. Achtung: Nach Bienenstichen hängt am Stachel oft noch der Giftsack. Berühre diesen nicht, weil sonst schnell noch mehr Gift in den Körper gerät und so die Reaktion verschlimmert.
4. Verwende Eispackungen oder kalte Kompressen, um Schwellungen und Schmerzen zu lindern.

Wichtige Hinweise

Achte auf Anzeichen für allergische Reaktionen wie Atembeschwerden, Schwellungen im Gesicht oder an den Lippen oder einen Ausschlag.

Sei dir der Risiken bewusst, die mit bestimmten Tierbissen verbunden sind, z. B. Tollwut bei Säugetieren.

Antihistaminika können hilfreich sein, um die Symptome von Bissen und Stichen zu lindern.

Bei schweren Bissen oder wenn sich die Symptome verschlimmern, solltest du sofort einen Arzt aufsuchen.

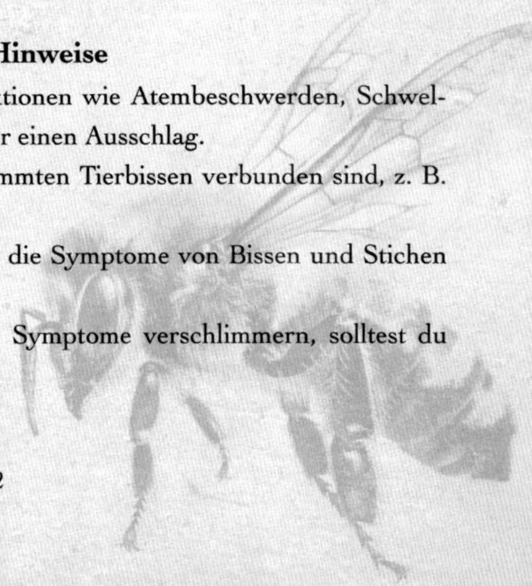

7.3 Gesundheit aufrechterhalten

Die Aufrechterhaltung deiner körperlichen Gesundheit in einer Krisensituation geht über die Behandlung von Verletzungen hinaus. Im Folgenden befasst du dich mit den allgemeinen Aspekten der Erhaltung deiner Gesundheit – wie Ernährung, Flüssigkeitszufuhr und Krankheitsprävention.

Du lernst Strategien, wie du durch richtige Ernährung, Wasseraufnahme und Körperpflege gesund bleibst. Wenn du weißt, wie du mit den Bedürfnissen deines Körpers umgehst, minimierst du das Krankheitsrisiko und maximierst deine körperlichen Fähigkeiten, damit du dich den Herausforderungen des Überlebens mit Kraft und Vitalität stellen kannst.

Hydration und Ernährung

Die richtige Flüssigkeitszufuhr und Ernährung sind entscheidend für die Erhaltung deiner körperlichen Gesundheit und geistigen Wachheit während der Krise. Die Herausforderungen in der Wildnis können die körpereigenen Reserven schnell aufbrauchen, sodass ein effizienter Umgang mit den verfügbaren Ressourcen von größter Bedeutung ist.

Was du beachten solltest

Achte darauf, dass du mindestens zwei Liter Wasser pro Tag zu dir nimmst – mehr, wenn das Klima heiß ist oder du dich körperlich anstrengst.
Verwende Methoden wie Abkochen, chemische Tabletten oder Filtersysteme, um gefundenes Wasser trinkbar zu machen.
Achte auf eine ausgewogene Ernährung, die Proteine, Fette und Kohlenhydrate enthält, auch unter eingeschränkten Bedingungen.
Suche auf sichere Weise nach essbaren Pflanzen und jage oder fische, um deine Nahrungsvorräte zu ergänzen.
Orientiere dich an der Farbe deines Urins – dunklerer Urin kann auf Dehydrierung hinweisen.
Achte immer auf mögliche Wasserverunreinigungen in natürlichen Quellen und auf die notwendigen Methoden zu deren Aufbereitung.
Rationiere nicht verderbliche Lebensmittel, um sicherzustellen, dass du genug hast, um die erwartete Zeit in der Wildnis zu überstehen.
Sei dir des erhöhten Kalorien- und Nährstoffbedarfs aufgrund von körperlicher Aktivität und Umweltbelastungen bewusst.

Hygienepraktiken

In der Wildnis ist die Einhaltung der Hygiene entscheidend, um Infektionen und Krankheiten zu verhindern. Dies kann aufgrund des Mangels an medizinischen und sanitären Einrichtungen eine Herausforderung sein, aber wenn du improvisierst und die vorhandenen Ressourcen effektiv nutzt, kannst du für Sauberkeit und gesundheitliche Sicherheit sorgen.

Was du beachten solltest

Benutze Wasser und Seife, um dir die Hände zu waschen, besonders vor dem Essen, nach dem Toilettengang und dem Umgang mit rohen Lebensmitteln.

Entsorge menschliche Abfälle und Müll ordnungsgemäß, indem du sie vergräbst oder die dafür vorgesehenen Einrichtungen nutzt, um Verunreinigungen zu vermeiden.

Reinige regelmäßig Kleidung, Kochutensilien und Schlafplätze, um das Krankheitsrisiko zu minimieren.

Wenn das Wasser knapp ist, benutze alkoholhaltige Handdesinfektionsmittel, um deine Hände sauber zu halten.

Spare Wasser, indem du nur minimale Mengen für die Reinigung verwendest und idealerweise nur natürliche Gewässer dafür nutzt.

Achte bei der Abfallentsorgung auf die örtliche Tierwelt und die Wasserquellen, um die ökologischen Auswirkungen zu minimieren.

Für die Vorbeugung von Krankheiten ist Hygiene extrem wichtig – besonders in Gebieten, in denen durch Wasser übertragene Krankheiten weit verbreitet sind.

Achte auf Anzeichen von Infektionen oder Krankheiten, die auf mangelnde Hygiene zurückzuführen sind, und behandle sie umgehend.

Gefahren in der Umwelt

Um in der Wildnis zu überleben, musst du dich mit verschiedenen Umweltgefahren auseinandersetzen – von extremen Wetterbedingungen bis hin zu gefährlichen Wildtieren. Wenn du dir dieser Gefahren bewusst bist und dich darauf vorbereitest, kannst du das Risiko von Verletzungen oder Krankheiten erheblich verringern.

Was du beachten solltest

Informiere dich über die möglichen Umweltgefahren in deinem Gebiet.

Kleide dich so, dass du vor Sonne, Kälte und Insekten geschützt bist.

Trage Sonnen- und Insektenschutzmittel auf und nimm bspw. ein Tarp oder Zelt mit, um dich vor Wind und Wetter schützen zu können.

Halte dich über Wetterbedingungen und Umweltveränderungen auf dem Laufenden, die deine Sicherheit beeinträchtigen könnten.

Achte auf giftige Tiere und Pflanzen und lies nach, wie du sie vermeiden oder Verletzungen behandeln kannst.

Erkenne die Anzeichen für veränderte Wetterbedingungen und bereite dich entsprechend vor.

Halte immer Schutzkleidung und -ausrüstung bereit, um dich vor Umwelteinflüssen zu schützen.

Entwickle einen Plan für den Umgang mit umweltbedingten Notfällen, einschließlich schneller Evakuierungsrouten.

7.4 Mental gesund bleiben

Der Krisenmodus fordert nicht nur deinen Körper, sondern auch deinen Geist heraus. Befasse dich deshalb unbedingt auch mit den psychischen Belastungen in echten Surviavlsituationen und Strategien zur Erhaltung deiner psychischen Gesundheit. Zu diesen Themen gehören Stressbewältigung, Umgang mit Isolation und Aufrechterhaltung der Moral.

Achtsamkeit, Routine und effektive Kommunikation können entscheidend sein, um einen positiven mentalen Zustand zu erhalten. Indem du deine mentale Widerstandsfähigkeit förderst, bist du für die emotionalen und psychologischen Anforderungen der Krise gewappnet und kannst sicherstellen, dass du konzentriert und effektiv Entscheidungen triffst.

Stressmanagement

Überleben in der Wildnis kann neben den körperlichen Herausforderungen auch erhebliche psychische Belastungen mit sich bringen. Ein effektives Stressmanagement ist wichtig, um die mentale Gesundheit zu erhalten und die Entscheidungsfähigkeit zu verbessern. Techniken zur Stressreduzierung können die Auswirkungen von Ungewissheit, Angst und der psychischen Belastung in Krisensituationen abmildern und helfen, einen kühlen Kopf zu bewahren und Panik zu vermeiden.

Was du beachten solltest

Führe regelmäßig Atemübungen durch, um den Geist zu beruhigen und Ängste abzubauen.

Schaffe und befolge tägliche Routinen, um ein Gefühl von Normalität und Kontrolle zu vermitteln.

Baue körperliche Aktivität in deine Routine ein, um deine Stimmung zu verbessern und Stress abzubauen.

Wende Achtsamkeitstechniken an oder meditiere, um dich auf die Gegenwart zu konzentrieren und überwältigende Gedanken zu reduzieren.

Passe die Techniken zur Stressbewältigung an deine persönlichen Bedürfnisse und deine Effektivität an.

Achte auf das Stressniveau der anderen in deiner Gruppe. Biete Unterstützung an und ermutige zu gemeinsamen Aktivitäten, um Spannungen abzubauen.

Berücksichtige den Einfluss deines Umfelds auf das Stressniveau und passe deine Aktivitäten an die schwierigen Bedingungen an.

Beurteile kontinuierlich den psychischen Gesundheitszustand von dir und deiner Gruppe und passe deine Strategien bei Bedarf an.

Bewältigungsmechanismen

Um dich an den Stress des Überlebens anzupassen, brauchst du effektive Bewältigungsmechanismen. Diese Strategien ermöglichen es dir, deine emotionalen Reaktionen auf verschiedene Stressfaktoren zu steuern, dein seelisches Gleichgewicht aufrechtzuerhalten und negative Auswirkungen auf deine psychische Gesundheit zu verhindern.

Was du beachten solltest

Ermutige dich dazu, dich auf positive Ergebnisse und konstruktive Problemlösungen zu konzentrieren.

Führe eine offene Kommunikation mit Gleichaltrigen, um emotionale Unterstützung zu erhalten und um das Gefühl der Isolation zu verringern.

Nimm dir Zeit für Aktivitäten, die dir Freude bereiten und dich vom Stress des Überlebens ablenken.

Nutze Schreiben als Mittel, um Gefühle auszudrücken, Erfahrungen zu dokumentieren und über emotionale Zustände nachzudenken.

Vergewissere dich, dass die Aktivitäten zur Bewältigung von Stress in deinem Umfeld durchführbar sind.

Passe die Bewältigungsmechanismen so an, dass sie kulturell angemessen sind und alle Mitglieder deiner Gruppe respektieren.

Respektiere das Bedürfnis nach persönlichem Freiraum und Zeit für sich selbst, indem du die Gruppendynamik mit den individuellen Bedürfnissen in Einklang bringst.

Überprüfe regelmäßig die Wirksamkeit der eingesetzten Bewältigungsmechanismen und sei bereit, bei Bedarf neue einzuführen.

Gruppendynamik

Das psychische Wohlbefinden des Einzelnen in einer Krise kann stark von der Gruppendynamik beeinflusst werden. Ein effektiver Umgang mit zwischenmenschlichen Beziehungen und Konflikten innerhalb einer Gruppe ist entscheidend für die Aufrechterhaltung von Moral und Kooperation, die zum Überleben unerlässlich sind.

Was du beachten solltest

Ermutige zu regelmäßigen, offenen Diskussionen über Pläne, Ängste und Verantwortlichkeiten, um Missverständnisse zu vermeiden.

Lege die Rollen innerhalb der Gruppe klar fest, um sicherzustellen, dass jeder seine Aufgaben versteht und sich wertgeschätzt fühlt.

Setze Strategien zur nicht-konfrontativen Konfliktlösung ein, um Probleme zeitnah und fair zu lösen.

Fördere einen Führungsstil, der integrativ, unterstützend und demokratisch ist.

Erkenne und respektiere individuelle Unterschiede in Bezug auf Persönlichkeit, Fähigkeiten und Bewältigungsstile.

Passe deinen Führungsstil an die sich ändernden Bedürfnisse und die Dynamik der Gruppe an.

Achte auf Anzeichen von Stress oder Konflikteskalation und sprich sie proaktiv an.

Baue eine Kultur der gegenseitigen Unterstützung auf, in der sich die Mitglieder sicher und wertgeschätzt fühlen, um den Gruppenzusammenhalt zu stär-

7.5 Fortgeschrittene Erste Hilfe

In diesem Unterkapitel werden fortgeschrittene Erste-Hilfe-Techniken für diejenigen vorgestellt, die ihre medizinischen Grundkenntnisse auf die nächste Stufe heben wollen. Dazu gehören die Bewältigung schwerer körperlicher Traumata und der Umgang mit lebensbedrohlichen Zuständen wie Unterkühlung und Hitzschlag.

Du wirst komplexere medizinische Verfahren kennenlernen, die entscheidend sein können, wenn keine professionelle medizinische Hilfe verfügbar ist. Wenn du diese fortgeschrittenen Techniken beherrschst, bist du in der Lage, schwierige medizinische Situationen zu meistern und deine Überlebenschancen soweit derer, die mit dir unterwegs sind, deutlich zu verbessern.

Reanimation

Die Herz-Lungen-Wiederbelebung ist eine lebenswichtige Technik, die in Notfallsituationen lebenswichtig sein kann. Sie ist unerlässlich, um das Gehirn und die lebenswichtigen Organe nach einem Herzstillstand mit sauerstoffreichem Blut zu versorgen und so die Überlebens- und Heilungschancen deutlich zu erhöhen.

Wie du vorgehen solltest

1. Vergewissere dich, dass das Opfer nicht reagiert und nicht atmet, bevor du mit der Wiederbelebung beginnst.
2. Wenn möglich, schicke jemanden los, um Hilfe zu rufen, während du dich auf die Reanimation vorbereitest.
3. Lege den Handballen einer Hand auf die Mitte des Brustkorbs, lege die andere Hand darauf und drücke kräftig im Takt von »Stayin' Alive« von den BeeGees.
4. Nach 30 Kompressionen führst du zwei Beatmungen durch und stellst sicher, dass die Atemwege offen sind, indem du den Kopf zurücklegst und das Kinn anhebst.

Wichtig zu beachten!

Eine gute Ausbildung ist für die korrekte Durchführung der Herz-Lungen-Wiederbelebung unerlässlich. Ungeübte Personen sollten nur die Herzdruckmassage durchführen.

Überprüfe die Umgebung auf Sicherheitsgefahren, bevor du die Wiederbelebung durchführst.

Achte auf deine Ermüdung. Wenn möglich, wechsle alle zwei Minuten mit einem anderen (geschulten) Helfer, um eine effektive Herzdruckmassage zu gewährleisten.

Wenn die Person normal zu atmen beginnt, bringe sie in die stabile Seitenlage.

Unterkühlung und Hitzschlag

Extreme Temperaturen können zu potenziell lebensbedrohlichen Zuständen wie Unterkühlung und Hitzschlag führen. Zu wissen, wie man die passenden Symptome richtig erkennt und behandelt, kann im Ernstfall lebensrettend sein. Wichtig ist aber auch, Schutzmaßnahmen zu ergreifen, um diesen Problemen vorzubeugen.

Wie du vorgehen solltest

Unterkühlung: Ziehe alle nassen Kleidungsstücke aus, wärme zuerst den Körperkern und isoliere die Person vor dem kalten Boden.
Hitzschlag: Bringe die Person in einen schattigen oder kühlen Bereich, entferne überschüssige Kleidung und kühle die Person schnell mit allen verfügbaren Mitteln (z. B. durch Tränken mit Wasser, Fächeln).
Überprüfe kontinuierlich die Temperatur und das Bewusstsein der Person.
Stelle warme, alkoholfreie Getränke bei Unterkühlung oder kühles Wasser bei Hitzschlag bereit, wenn die Person bei Bewusstsein ist.

Wichtig zu beachten!

Achte auf Umgebungsbedingungen, die diese Zustände verschlimmern können, wie z. B. Wind oder eine hohe Luftfeuchtigkeit.
Berücksichtige das Alter der Person, ihre körperliche Verfassung und gesundheitliche Probleme, die sich auf das Risiko und den Behandlungsbedarf auswirken können.
Vermeide extrem heiße oder kalte Temperaturen bei der Behandlung dieser Krankheiten, da diese zu einem Schock führen können.
Suche immer so schnell wie möglich professionelle medizinische Hilfe, nachdem du Erste Hilfe geleistet hast.

Grundlagen der Feldchirurgie

In extremen Krisensituationen, in denen keine professionelle medizinische Versorgung zur Verfügung steht, können grundlegende chirurgische Fähigkeiten vor Ort lebensrettend sein. Obwohl diese Verfahren nur als letzter Ausweg eingesetzt werden sollten, kann es notwendig sein, zu wissen, wie man einfache chirurgische Aufgaben wie das Nähen von Wunden durchführt.

Wie du vorgehen solltest

Reinige und desinfiziere eine tiefe Wunde gründlich, bevor du sie mit Nähten verschließt.
Fixiere eine gebrochene Stelle mit Schienen und Verbänden, um den Knochen zu fixieren, bis professionelle Hilfe eintrifft.
Wenn nötig, leite die Flüssigkeit in Abszessen oder Infektionen mit sterilisierten Instrumenten ab.
Verwende verfügbare Medikamente, um die Schmerzen während des Eingriffs zu lindern.

Wichtig zu beachten!

Stelle sicher, dass alle Instrumente und Materialien so steril wie möglich sind, um Infektionen zu vermeiden.
Sei dir der Grenzen deines medizinischen Wissens und Könnens bewusst. Vermeide komplexe Eingriffe ohne entsprechende Ausbildung.
Die richtige Nachsorge ist entscheidend, um Komplikationen zu vermeiden und die Heilung zu fördern.
Sei auf die psychologischen Auswirkungen eines chirurgischen Einsatzes vorbereitet und biete bei Bedarf Unterstützung an.

8. Der Ernstfall

Die dunklen Wolken der Krise tauchen am Horizont auf und kündigen Herausforderungen an, die nur derjenige bewältigen kann, der gut vorbereitet ist. Wer gut vorbereitet ist, hat nicht nur das wichtigste Equipment zu Hause. Wer gut vorbereitet ist, weiß genau, was auf ihn zukommt. Wer gut vorbereitet ist, weiß vor allem, wie er aus der Situation, die ihm nun begegnen wird, wieder herauskommt – ohne dass er oder seine Familie Schaden nehmen.

Du möchtest kein Opfer der Umstände werden, sondern dein Überleben selbst in die Hand nehmen. Dafür hast du natürlich die Must-Haves zur Hand, um sichere Unterkünfte zu bauen, Essen in der Wildnis zu finden oder deine Verletzungen zu pflegen, die mit Sicherheit auftreten werden. Aber noch mehr als das: Du hast einen Notfallplan. Denn du weißt, welche Risiken in deiner Umgebung herrschen, du weißt, wie du sie bewältigst. Deinen Notfallplan hast du mit deinen Liebsten abgesprochen, damit auch wirklich alle Bescheid wissen. Du schaffst es, deine Angst zu kanalisieren und klarzukommen, auch wenn es noch so schwer ist.

Keine Frage: Die richtige Vorbereitung auf die Krise ist enorm schwierig. Und es ist egal, wie gut du vorbereitet bist – du wirst immer auf unvorhergesehene Probleme stoßen. Doch gegenüber allen anderen, die dieselbe Krise miterleben, hast du einen entscheidenden Vorteil: Du liest dieses Buch.

8.1 Risikobewertung & Planung

Effektives Krisenmanagement beginnt mit einer gründlichen Risikobewertung und einer sorgfältigen Planung. Auf den nächsten Seiten lernst du die Grundlagen kennen, wie du potenzielle Gefahren erkennst und Pläne zur Risikominderung erstellst. Du lernst, wie du die Risiken in verschiedenen Umgebungen und Situationen analysierst und wie du eine Reaktionsstrategie entwickelst, die diese Risiken minimiert.

Es ist wichtig zu verstehen, wie man Risiken nach ihrer Wahrscheinlichkeit und ihren potenziellen Auswirkungen einstuft. Mit diesem Wissen kannst du dich angemessen vorbereiten und sicherstellen, dass du über die notwendigen Ressourcen und Pläne verfügst, um unerwartete Situationen sicher zu bewältigen.

Potenzielle Krisen erkennen

Wenn du die spezifischen Bedrohungen, die für deine geografischen und klimatischen Bedingungen relevant sind, verstehst, kannst du dich angemessen auf potenzielle Krisen vorbereiten. Dies umfasst die Analyse historischer Daten, das Verständnis für ökologische Schwachstellen und die Kenntnis der sozialen und wirtschaftlichen Infrastruktur deines Gebiets. Indem du dich damit beschäftigst, kannst sicherstellen, dass du und deine Familie nicht unvorbereitet getroffen werdet.

Befolge diese Tipps für eine sichere Vorbereitung

Schaue dir vergangene Krisen in deinem Gebiet an, um Muster oder wiederkehrende Probleme zu erkennen.

Informiere dich bei den örtlichen Notdiensten, z. B. bei der Feuerwehr und den Wetterstationen, um mehr über mögliche Gefahren zu erfahren.

Nimm an Gemeindeversammlungen teil, um mehr über Probleme zu erfahren, die vielleicht nicht sofort ins Auge fallen, aber für die örtliche Bereitschaft wichtig sind.

Halte dich über Veränderungen der Umweltbedingungen und Aktualisierungen der örtlichen Bau- und Infrastruktur auf dem Laufenden, die dein Risikoprofil verändern könnten.

Überlege, wie veränderte Wettermuster neue Risiken bedeuten oder bestehende Risiken erhöhen können.

Erkenne die möglichen Auswirkungen von Stromausfällen oder Unterbrechungen der Kommunikationsinfrastruktur.

Beurteile die Zugänglichkeit und Verfügbarkeit lokaler Ressourcen, die in einem Notfall mobilisiert werden können.

Berücksichtige persönliche oder familiäre Bedürfnisse, wie gesundheitliche Probleme, die besondere Vorbereitungen oder Vorkehrungen für den Notfall erfordern könnten.

Reaktionsplan erstellen

Dein Reaktionsplan dient als Blaupause für den Krisenfall und enthält klare, umsetzbare Schritte, die auf bestimmte Notfälle zugeschnitten sind, die bei deiner Risikobewertung ermittelt wurden. Ein gut ausgearbeiteter Reaktionsplan erhöht die Sicherheit und Effizienz deines Handelns unter Stress. Er erfordert eine sorgfältige Abwägung aller möglichen Szenarien und verfügbaren Ressourcen.

Befolge diese Tipps für eine sichere Vorbereitung

Weise deinen Familien- oder Teammitgliedern bestimmte Aufgaben zu und stelle sicher, dass jeder seine Rolle in einem Notfall kennt.
Lege fest, wie du effektiv kommunizieren kannst, wenn herkömmliche Systeme ausfallen, einschließlich Alternativen wie Funkgeräte oder Messaging-Apps.
Lege sichere Evakuierungsrouten und Ausweichmöglichkeiten für den Fall fest, dass die Hauptrouten gefährdet sind.
Lege fest, wo du einen Unterschlupf findest und wie du Zugang zu Notvorräten wie Lebensmitteln, Wasser und medizinischen Kits bekommst.
Schaue dir vergangene Krisen in deinem Gebiet an, um Muster oder wiederkehrende Probleme zu erkennen.
Informiere dich bei den örtlichen Notdiensten, z. B. bei der Feuerwehr und den Wetterstationen, um mehr über mögliche Gefahren zu erfahren.
Nimm an Gemeindeversammlungen teil, um mehr über Probleme zu erfahren, die vielleicht nicht sofort ins Auge fallen, aber für die örtliche Bereitschaft wichtig sind.
Halte dich über Veränderungen der Umweltbedingungen und Aktualisierungen der örtlichen Bau- und Infrastruktur auf dem Laufenden.
Überlege, wie veränderte Wettermuster neue Risiken bedeuten oder bestehende Risiken erhöhen können.
Beurteile die Zugänglichkeit und Verfügbarkeit lokaler Ressourcen, die in einem Notfall mobilisiert werden können.
Berücksichtige persönliche oder familiäre Bedürfnisse, wie gesundheitliche Probleme, die besondere Vorbereitungen oder Vorkehrungen für den Notfall erfordern könnten.

Evakuierungsübungen

Evakuierungsübungen sind wichtig, um sicherzustellen, dass alle Personen wissen, wie sie sich in einem Notfall schnell und sicher verhalten sollen. Regelmäßige Übungen helfen dabei, die Abläufe im Gedächtnis zu verankern, Panik zu vermeiden und Schwachstellen in den Notfallplänen zu erkennen. Diese Übungen sind besonders wichtig in komplexen Umgebungen oder wenn eine schnelle Evakuierung für die Sicherheit entscheidend ist.

Befolge diese Tipps für eine sichere Vorbereitung

Führe Evakuierungsübungen zu verschiedenen Zeiten und unter unterschiedlichen Bedingungen durch, um dich auch auf Unvorhergesehenes vorzubereiten.
Erstelle Szenarien, die mögliche Notfälle nachahmen, damit die Übungen so realistisch wie möglich sind.
Sorge dafür, dass alle Haushaltsmitglieder, auch Kinder und Haustiere, an den Übungen teilnehmen, um sicherzustellen, dass sie wissen, was zu tun ist.
Holt nach jeder Übung das Feedback der Teilnehmer ein, um zu besprechen, was funktioniert hat und was nicht, und passt den Plan bei Bedarf an.
Passe die Übungen an Menschen mit Behinderungen oder besonderen Bedürfnissen an, um sicherzustellen, dass alle sicher evakuiert werden können.
Sei dir der psychologischen Wirkung intensiver Übungen bewusst, besonders auf Kinder, und passe die Schwere und Häufigkeit entsprechend an.
Teste Kommunikationspläne und -geräte während der Übung, um sicherzustellen, dass sie auch unter Stress funktionieren.
Berücksichtige externe Faktoren wie Wetterbedingungen oder die Tageszeit, die den Erfolg einer Evakuierung beeinflussen könnten.

8.2 Weiterbildung

Auf dem Gebiet der Vorbereitung auf mögliche Krisenfälle ist Lernen ein ständiger Prozess. Es ist extrem wichtig, dich weiterzubilden, um deine Überlebensfähigkeiten zu erhalten und zu verbessern. Du wirst hier verschiedene Möglichkeiten des Lernens erkunden, die dich dazu inspirieren sollen, dieses Buch als Anlass dazu zu nehmen, auch die Wissensbereiche abzudecken, für die du mehr als ein Buch brauchst.

Wenn du dich über die neuesten Überlebenstechniken und -technologien auf dem Laufenden hältst, kannst du deine Kompetenzen erheblich verbessern. Dieser Abschnitt ermutigt dich, dich in der Survival-Community zu engagieren, dein Wissen ständig zu erweitern und deine Fähigkeiten zu verfeinern, um potenziellen Krisen einen Schritt voraus zu sein.

Erste-Hilfe-Weiterbildung

Ein Erste-Hilfe-Kurs ist ein wichtiger Bestandteil des Survival-Trainings. Er vermittelt das Wissen und die Fähigkeiten, um in medizinischen Notfällen effektiv zu reagieren und möglicherweise Leben zu retten, bevor professionelle Hilfe eintrifft. Diese Ausbildung deckt eine Reihe von Techniken ab, mit denen du potenziell Leben retten könntest. Achte dabei auf Folgendes

- Wähle eine zertifizierte Organisation wie das Deutsche Rote Kreuz für eine umfassende Ausbildung.
- Nimm an Kursen teil, die praktische Erfahrungen mit realen Szenarien bieten, damit du deine Fähigkeiten besser behalten kannst.
- Halte deine Zertifizierung auf dem neuesten Stand, indem du sie wie empfohlen erneuerst – in der Regel alle zwei Jahre, damit du immer auf dem neuesten Stand der Technik bist.
- Ziehe fortgeschrittene Kurse in Betracht, wie z. B. Reanimation für Säuglinge und Kinder, um deine Fähigkeiten im Notfall zu erweitern.
- Achte darauf, dass die Kurse für alle Familienmitglieder zugänglich sind und berücksichtige dabei Alter und körperliche Fähigkeiten.
- Sei dir über den Zeitaufwand und die Kosten bewusst, die mit der Erlangung und Aufrechterhaltung der Zertifizierung verbunden sind.
- Bereite dich mental auf die Möglichkeit vor, im Krisenfall mit echten medizinischen Notfällen konfrontiert zu werden.
- Mach dich mit den rechtlichen Aspekten vertraut, z. B. mit den Gesetzen des Guten Samariters in deiner Region, die diejenigen schützen, die in einem Notfall Hilfe leisten.

Selbstverteidigungskurse

Selbstverteidigungstraining vermittelt die Techniken und das Selbstvertrauen, um sich und andere in potenziell gefährlichen Situationen zu schützen. In diesem Training werden körperliche Verteidigungstechniken und Situationsbewusstsein gelehrt, um Bedrohungen zu vermeiden oder sicher zu entkommen. Gefahren lauern überall – vor allem im Krisenfall, wenn für jeden nur noch das eigene Überleben zählt. So findest du den richtigen Kurs:

- Wähle ein Selbstverteidigungsprogramm, das zu deinen körperlichen Fähigkeiten passt und auf reale Szenarien eingeht.
- Übe regelmäßig, um deine Fähigkeiten zu trainieren und deine Reaktionszeit zu verbessern.
- Nimm an Kursen teil, in denen Angriffe simuliert werden, um dein Bewusstsein und deine Reaktionsstrategien in einer sicheren Umgebung zu trainieren.
- Frische dein Können über die Zeit immer wieder auf, um wirklich gewappnet zu sein, wenn es darauf ankommt.
- Halte dich fit. Das ist wichtig, wenn du in der Lage sein willst, dich effektiv zu verteidigen.
- Sei dir der emotionalen und psychologischen Auswirkungen bewusst, die die potenzielle Anwendung dieser Techniken haben kann.
- Lerne eine Reihe von Techniken für verschiedene Situationen, besonders nicht-tödliche Methoden.
- Ziehe Trainingseinheiten für die ganze Familie in Betracht, da dies die kollektive Sicherheit und (Selbst-)Vertrauen fördert.

Survival-Kurse

Survival-Kurse in der Wildnis bereiten die Teilnehmer auf die Herausforderungen des Überlebens in abgelegenen und rauen Umgebungen vor. In diesen Kursen werden wichtige Fähigkeiten wie Navigation, Bau von Unterkünften, Feuer machen und Wasserbeschaffung vermittelt. Training in einer kontrollierten, aber herausfordernden Umgebung bringt unschätzbare Erfahrungen und stärkt dein Selbstvertrauen. Bei der Kurswahl gibt es ein paar Dinge zu beachten:

- Entscheide dich für Kurse, die auf die spezifischen Umgebungen zugeschnitten sind, denen du begegnen könntest.
- Vergewissere dich, dass die Ausbilder über glaubwürdige Erfahrungen im Feld verfügen und sinnvolles Wissen aus der Praxis vermitteln können.
- Nimm an Feldübungen teil, bei denen du deine Fähigkeiten unter realistischen Bedingungen üben kannst.
- Bilde dich fortlaufend weiter und übe, um deine Fähigkeiten aufzufrischen und dich an neue Überlebenstechniken anzupassen.
- Investiere in hochwertige Ausrüstung, die für das Überlebenstraining in der Wildnis und mögliche reale Szenarien geeignet ist.
- Achte beim Training immer auf deine Sicherheit und verwende die richtige Technik und Ausrüstung, um Verletzungen zu vermeiden.
- Sei darauf vorbereitet, die erlernten Fähigkeiten an unterschiedliche Bedingungen und unerwartete Herausforderungen in der Wildnis anzupassen.

8.3 Kommunikation in Krisen

Die Aufrechterhaltung der Kommunikation während eines Notfalls ist entscheidend für eine effektive Bewältigung und Lösung. Dieses Unterkapitel befasst sich mit den Strategien und Technologien für den Aufbau und die Aufrechterhaltung der Kommunikation in Krisensituationen. Du erfährst etwas über den Einsatz von Notfallkommunikationsgeräten wie Satellitentelefonen und Funkgeräten und wie du Kommunikationspläne umsetzt, die dich mit deiner Gruppe oder mit externer Hilfe in Verbindung halten.

Effektive Kommunikation hilft zu koordinieren, kann beruhigend wirken und sicherstellen, dass Hilfe dorthin geleitet wird, wo sie am dringendsten benötigt wird. Die Beherrschung dieser Werkzeuge und Techniken ist für jeden umfassenden Notfallplan unerlässlich.

Kontaktstellen einrichten

Die Einrichtung von Kontaktstellen und -methoden stellt sicher, dass Betroffene mit ihren Familienangehörigen oder den Rettungsdiensten Kontakt aufnehmen können, wenn die üblichen Kommunikationsnetze ausgefallen oder unzuverlässig sind. Bei dieser Strategie geht es darum, leicht zu merkende Methoden und Orte für die Kommunikation einzurichten, um Verwirrung und Ängste zu verringern.

So gehst du vor ...

Wähle ein Familienmitglied oder einen Freund außerhalb des unmittelbaren Umfelds, der als zentrale Kontaktstelle fungiert und alle über ihren Status informiert.

Lege bestimmte Orte fest, an denen sich die Familienmitglieder treffen können, wenn die Kommunikationsnetze ausfallen und eine Rückkehr nach Hause nicht möglich ist.

Bereite mehrere Kommunikationswege vor, um die Wahrscheinlichkeit einer erfolgreichen Kontaktaufnahme zu erhöhen.

Erstelle und verteile Notfall-Kontaktkarten an alle Familienmitglieder mit den notwendigen Telefonnummern und Adressen von Treffpunkten.

Was es zu beachten gilt

Sei dir darüber im Klaren, dass einige Kommunikationsmittel in bestimmten Notfällen nicht zur Verfügung stehen und Alternativen erforderlich sind.

Stelle sicher, dass alle Familienmitglieder Zugang zu den vorgesehenen Kommunikationsmitteln haben und diese nutzen können.

Sei vorsichtig bei der Weitergabe sensibler Informationen über ungesicherte Kanäle während einer Krise.

Halte Kontaktinformationen und Pläne auf dem neuesten Stand, wenn sich Telefonnummern, Adressen und Technologien ändern.

Technologie effektiv nutzen

Im digitalen Zeitalter spielt die Technologie eine entscheidende Rolle bei der Notfallkommunikation. Smartphones, GPS-Geräte, Funkgeräte und Satellitenkommunikation können im Katastrophenfall lebenswichtige Hilfsmittel sein. Wenn du diese Technologien in deinen Notfallplan integrierst, kannst du dich besser informieren und mit anderen in Kontakt bleiben.

So gehst du vor …

Achte darauf, dass deine Smartphones mit Notfall-Apps ausgestattet sind, mit denen du Warnungen senden und aktuelle Informationen erhalten kannst.

Halte Powerbanks und Ersatzbatterien bereit, damit deine Geräte einsatzbereit bleiben.

Nutze die GPS-Funktionen zur Navigation und zum Auffinden von Sammelpunkten oder Unterkünften.

Nimm ein handkurbel- oder ein batteriebetriebenes Funkgerät mit, um Notrufe zu empfangen, wenn andere Netze ausfallen.

Was es zu beachten gilt

Stelle sicher, dass alle Familienmitglieder in der Lage sind, die notwendige Technologie effizient zu nutzen.

Teste die Ausrüstung regelmäßig, um sicherzustellen, dass sie funktioniert, wenn sie gebraucht wird.

Sei dir bewusst, dass Stromausfälle die Nutzung der Technologie einschränken und manuelle Alternativen erforderlich machen können.

Kalkuliere die Kosten für die Wartung und Aufrüstung der Technik in dein Budget für die Notfallvorsorge ein.

Methoden der Notfallsignalisierung

Wenn herkömmliche Kommunikationsmethoden versagen, ist Notfallsignalisierung unverzichtbar. Diese Methoden können visuelle Signale, akustische Alarme oder ortsspezifische Markierungen sein, um die Aufmerksamkeit von Rettungskräften zu erregen oder andere über deinen Status zu informieren.

So gehst du vor ...	Was es zu beachten gilt
Verwende Leuchtraketen, leuchtend bunte Banner oder Spiegel, um Flugzeugen oder weit entfernten Rettern bei Tageslicht Signale zu geben.	Wähle Signalisierungsmethoden, die für die Umgebungsbedingungen geeignet sind. Was in der Stadt funktioniert, ist in der Wildnis möglicherweise ungeeignet.
Trage eine Trillerpfeife oder ein Signalhorn bei dir, mit dem du Personen in der Nähe alarmieren kannst, ohne dich auf deine Stimme verlassen zu müssen.	Berücksichtige die Langlebigkeit des Signals, besonders wenn du über einen längeren Zeitraum auf Rettung wartest.
Hinterlasse markierte Wege oder Schilder, wenn du dich in unbekanntem Gebiet bewegst, um Rettungskräften oder Gruppenmitgliedern den Weg zu deinem Standort zu weisen.	Vergewissere dich, dass du dich durch die Verwendung von Signalmitteln nicht noch mehr Gefahren aussetzt, z. B. durch die Verwendung von Fackeln bei trockener Witterung, die ein Feuer auslösen könnten.
Rüste dich mit Taschenlampen oder Stroboskoplampen aus, um bei schlechten Sichtverhältnissen Signale zu geben.	Übe die Anwendung dieser Methoden, damit du sie im Ernstfall schnell und gekonnt einsetzen kannst.

8.4 Langfristige Planung

Die Vorbereitung auf eine Krise endet nicht mit den Plänen für die unmittelbare Reaktion; eine langfristige Planung ist ebenso wichtig. Lasse dich durch den Prozess der Entwicklung langfristiger Strategien führen, mit denen du dich und deine Gruppe in der Zeit nach und während einer Krise über Wasser halten kannst. Zu den Themen gehören die Bevorratung von Ressourcen und die Planung der Selbstversorgung.

Du lernst, wie du dich auf die Bedürfnisse nach einer Krise vorbereiten kannst, damit du nicht nur überlebst, sondern auch in der Zeit danach gut zurechtkommst. Dieser Abschnitt hilft dir dabei, einen Plan für eine widerstandsfähige Zukunft zu erstellen, der den Grundstein für Erholung und Kontinuität legt.

Ressourcenmanagement

Effektives Ressourcenmanagement beinhaltet die sorgfältige Planung und Erhaltung von Ressourcen wie Nahrung, Wasser und Energie, um sicherzustellen, dass sie über längere Zeiträume der Isolation oder Störung reichen. Bist du in der Lage, deine Ressourcen zu koordinieren, beugst du Problemen vor, die nach einiger Zeit auftreten könnten.

- Mache regelmäßig eine Bestandsaufnahme und verfolge den Verbrauch lebenswichtiger Güter, um die Verbrauchsmuster zu verstehen.
- Setze Maßnahmen zur Senkung des Energieverbrauchs um, z. B. die Verwendung energieeffizienter Geräte und die Isolierung von Wohnräumen, um die Temperatur zu halten.
- Spare Wasser, indem du Regenwasser sammelst und Grauwasser für die Gartenarbeit oder die Abwasserentsorgung wieder verwendest.
- Entwickle und praktiziere Rationierungspläne, um die Lebensdauer deiner Vorräte zu verlängern, indem du den Verbrauch an die Schwere der Situation und die erwartete Dauer der Isolation anpasst.
- Plane die nachhaltige Wiederauffüllung von Ressourcen, wie den Anbau von Nahrungsmitteln oder die Reinigung von Wasser, um eine Erschöpfung zu vermeiden.
- Berücksichtige saisonbedingte Veränderungen bei der Verfügbarkeit von Ressourcen und dem Bedarf.
- Berücksichtige die Haltbarkeit und die Lagerbedingungen von Vorräten, insbesondere von Lebensmitteln und Medikamenten, um ihre Wirksamkeit zu erhalten.

Alternative Energiequellen

Die Einbeziehung alternativer Energiequellen in deine langfristige Nachhaltigkeitsplanung kann eine verlässliche Energieversorgung in längeren Krisen gewährleisten. Sonnenkollektoren oder Windturbinen bieten Unabhängigkeit von den traditionellen Stromnetzen und können in netzfernen Lebenssituationen oder bei Ausfall konventioneller Energiequellen entscheidend sein.

- Installiere Solarmodule, um das Sonnenlicht für die Stromerzeugung zu nutzen, um Häuser zu versorgen und Batterien aufzuladen.
- Ziehe eine Windturbine in Erwägung, wenn du in einem Gebiet mit konstanten Windverhältnissen lebst, um eine zusätzliche oder alternative Energiequelle zu nutzen.
- Statte deine Energiequellen mit Batterien und Generatoren aus, um überschüssige Energie für den Einsatz unter ungünstigen Bedingungen zu speichern.
- Wäge die anfänglichen Kosten gegen die langfristigen Vorteile ab, einschließlich möglicher Einsparungen bei den Energierechnungen.
- Bereite dich darauf vor, die Systeme zu warten und zu reparieren, was spezielle Fähigkeiten und Werkzeuge erfordern kann.
- Beurteile die Auswirkungen der Installation und Nutzung alternativer Energiesysteme auf die Umwelt und achte darauf, dass sie möglichst wenig gestört werden.
- Achte auf die Einhaltung der örtlichen Vorschriften für die Installation und Nutzung alternativer Energietechnologien.

Selbstversorgung

Der Aufbau einer autarken Lebensmittelversorgung ist ein Eckpfeiler der eigenen Nachhaltigkeit in der Notfallvorsorge. Dieser Ansatz gewährleistet nicht nur eine kontinuierliche Versorgung mit Nahrungsmitteln, sondern fördert auch die Ernährungsvielfalt und die Unabhängigkeit von unterbrochenen Lieferketten. Gartenarbeit, Fischfang und Futtersuche können in den Alltag integriert werden, um lang anhaltende Krisen zu überstehen.

- Lege einen Gemüsegarten an und baue dein eigenes Gemüse an, indem du Sorten auswählst, die in deinem lokalen Klima gut gedeihen.
- Nutze die lokalen Gewässer und Wildtiere verantwortungsvoll und halte dich an nachhaltige Praktiken und lokale Vorschriften.
- Lerne, wilde essbare Pflanzen und Pilze, die in deiner Gegend heimisch sind, sicher zu identifizieren und zu ernten.
- Ziehe Kleintierhaltung in Erwägung, z. B. Hühner für Eier und Fleisch, sofern dies möglich und zulässig ist.
- Investiere Zeit, um nachhaltige Lebensmittelproduktion zu lernen.
- Achte auf einen verantwortungsvollen Umgang mit Land- und Wasserressourcen, um eine Beeinträchtigung der lokalen Ökosysteme zu vermeiden.
- Informiere dich über die örtlichen Verordnungen und Vorschriften zu Jagd, Fischerei und Landwirtschaft und halte sie ein.
- Erlerne Methoden der Lebensmittelkonservierung wie Einmachen, Trocknen und Fermentieren, um die Haltbarkeit geernteter Lebensmittel zu verlängern.

Nachwort

»Vorbereitung ist ein exzellenter Plan …«

Glückwunsch zum Abschluss deiner Reise durch die Grundlagen des Survivals. Jede Fähigkeit, die du hier erlernt hast, und jede Lektion, über die du nachgedacht hast, bringt dich deinem Ziel näher, für deine eigene Sicherheit und die deiner Lieben zu sorgen. Aber denke dran: Das ist erst der Anfang.

Halte jetzt einen Moment inne und denke nach. Spürst du diese Welle der Zuversicht, weil du weißt, dass du besser gerüstet bist, um Ungewissheiten zu begegnen? Spürst du diese stille Stärke, die aus deinem neu gewonnenen Wissen erwächst? Du sollst diese Seiten nicht nur lesen, sondern leben – du sollst sie in dein tägliches Leben integrieren, damit du sie abrufen kannst, wenn du sie wirklich brauchst.

Die Welt bleibt ein unberechenbarer Ort, voller Herausforderungen, die überwältigend erscheinen. Aber mit den Fähigkeiten, die du dir angeeignet hast und weiter aneignen wirst, solltest du der einst beängstigenden Aussicht auf die Krise jetzt entschlossen begegnen. Du hast entscheidende Schritte unternommen, aber die Reise ist hier noch nicht zu Ende. Behalte deinen Schwung, deine Motivation bei. Lies die Kapitel erneut, übe Techniken und vertiefe dein Wissen. Deine Vorbereitung ist ein Prozess, der Hingabe und Ausdauer erfordert.

Jetzt denkst du vielleicht: »Okay, das war jetzt für Einsteiger. Aber wie geht's weiter?«
Dieses Buch ist der Auftakt einer Trilogie. Bald geht es für dich in die Tiefen des Urban und des Outdoor Survivals. Bis dahin gilt: Lesen, lesen, lesen – üben, üben, üben.

Wenn du es bis zum nächsten Buch nicht abwarten kannst, findest du unter www.milfit.de weitere spannende Bücher rund um Military Fitness und das richtige Mindset, um deine Ziele umzusetzen – oder im Krisenmodus zu überleben!

Nun darfst du aber erst einmal stolz darauf sein, den ersten großen Schritt gemacht zu haben. Du bist jetzt definitiv besser auf den Krisenfall vorbereitet als vor etwa 200 Seiten. Klar bist du nicht am Ende angelangt – an welchem Ende auch? Es gibt immer ein Besser. Arbeite jeden Tag darauf hin, es zu erreichen.

Dein Erwin S.

Lust auf mehr Survival?!

Du hast dieses Buch durchgearbeitet – doch das war erst der Anfang deiner **Krisenvorbereitung**. MILFIT® hat noch so viel mehr zu bieten! Hier findest du weitere Bücher über Survival und Notfallversorgung! Denn Hoffnung ist kein guter Plan.

Krisenmodus: Band 2

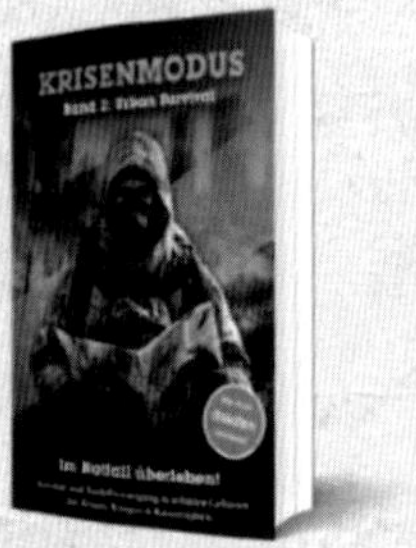

Dieses Buch hilft dir bei der Vorbereitung auf den Krisenfall in urbanem Gelände. Band 2 schließt nahtlos an deinen Kenntnissen von Band 1 an.

Level: Fortgeschrittene

Krisenmodus: Band 3

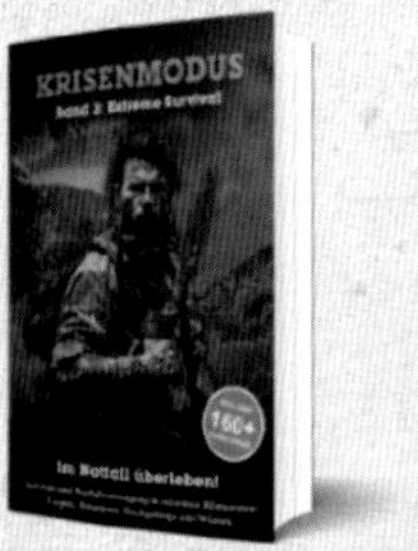

Dieses Buch richtet sich an erfahrene Survivalexperten, die die sich Theorien von extremen klimatischen Zonen aneignen wollen. Inhalt sind die Tropen, der Polarkreis, Wüsten und Hochgebirge

Level: Experte

Sanitäter Grundlagen

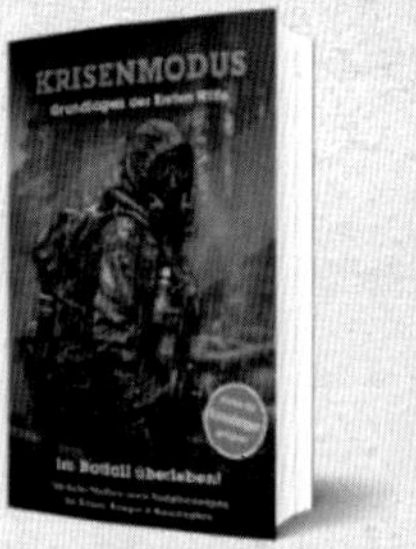

Dieser anfängerfreundliche Guide führt dich durch die Welt der ersten Hilfe. Du lernst die Notfallversorgung besser kennen und baust das Wissen aus Band 1 nachhaltig aus.

Level: Anfänger

Scanne einfach den Code und finde alle Bücher rund um das Thema **Outdoor & Survival**!